診察のための
アプローチ

日本語と英語による患者への声かけ

Essential clinical examination
with a guide to communicating with patients
in Japanese and English

[著]
荒井孝子 静岡県立大学看護学部/看護学研究科 教授, 看護実践教育研究センター長
ババエフ タメルラン 前 国際医療福祉大学医学部 助教 (医学教育統括センター)
[監修]
天野隆弘 国際医療福祉大学医学部 教授・学事顧問, 慶應義塾大学医学部 客員教授

中外医学社

❖監修の言葉❖

　この本を是非とも出版しませんかと荒井先生に薦めたのは，以下のような事情によります．

　前職（慶應義塾大学医学部・医学教育統轄センター長，教授）の時から，臨床の場でいかに学生や若い臨床医に診察をスムースに習得させるか考えていました．それまで30年近く神経内科や内科外来で診療に携わっている中で，時々外国の患者さんが訪れることがありました．さて神経診察をとろうとして，診察するための手の位置や力の入れ方などを英語で説明するはめになりました．しかし，「手に思い切り力を入れてください」がうまく言えませんでした．汗だくになって「strengthen your muscle」などいろいろ言ってみても埒があきませんでした．そこで，身振り手振りでやって見せると「Oh！ Make a muscle」と患者さんが返してくれました．手首で上向けにあるいは下向きに伸展，屈曲をしてもらおうとしてもまったく適切な言葉が思い当たらず，同じようにやってみると，「bend up, bend down」と返してくれ診察に必要な言い回しを一つずつ覚えてきました．日本語ではスムースにできていても，英語になると適切な指示ができず，診察もままならず，とりわけ神経診察は鬼門であったと振り返ります．こんな経験をいろいろしてきて，<u>適切な声かけが診察の第一歩だと強く意識しました</u>．

　後に，慶應義塾大学医学部を退官して現職の国際医療福祉大学グループに再就職し，大学院長時代に著者である荒井先生と共に当時開設されたばかりのナースプラクティショナー養成分野の教育を充実するのに苦楽をともにしました．

　その後，荒井先生が，静岡県立看護学部の教授，副学部長として栄転し，看護学生に身体診察を教えることになったので協力してほしいと頼まれご縁がつながりました．荒井先生が最初にやったことは，教授内容を研究すると称しボランティア学生を相手に私が診察する様子をビデオで録画していきました．次に授業の手伝いに行くと，診察の手順とともに患者への声かけが書かれた資料が図とともに学生に渡っていました．学生はあらかじめ私の診察風景をビデオで見ていたそうですが，短い演習時間の中で，看護学生同士が資料を見ながら診察の声かけをして，瞬く間に診察の第一歩をマスターしている様子を見て，「これだ！」と思わず心の中で叫びました．こんな経過があり，荒井先生に是非とも声かけを中心にした身体診察の本をまとめたらどうですかと薦めた次第です．

　私は，その頃から国際医療福祉大学の医学部設立準備委員会の委員長として，仲間と新しい医学部のあり方，教育法，カリキュラムなどを検討しました．卒業時に医療の実践力を備え，スムースに英語で診察もできる，国際レベルを意識した医学生を育成する医学部とは何かの議論を繰り返しました．幸い，特区として2016年に医学部の設立が許可され開設されて現在に至っています．そこに共著者のババエフ先生の赴任が実現しました．ババエフ先生には4年間にわたり，医学英語，英語での診察の教育，英語でのディスカッションをご担当いただきました．彼に，私の過去の経験を話し，「本書に英語の声かけも同時に記載したいので一緒にやってみませんか？」と声をかけたところ，「日本語の英訳ではなくnativeな医師が英語で声かけするときの英語のフレーズを場面に合わせて作りましょう」と提案してくださいました．まさにそこがポイントだと意見が一致し，本書の完成に至ったのです．嬉しいことに，本書の購入者にはババエフ先生の発音をネットで聞ける

ようご尽力いただきました.

　これまでにはない切り口で書かれたこの小著が，日本語でも英語であっても診察の第一歩を踏み出す学生諸君の後押しをしてくれるように願っています.

2021 年 8 月吉日

天 野 隆 弘

❖ はじめに ❖

　この本をまとめようと考えたきっかけは，現在の勤務先であります静岡県立大学への着任時に担当することになった「フィジカルアセスメント」について，どのように展開していこうかと考えたことによります．前職の大学院でナースプラクティショナー養成コースの教員をしていた頃に，看護教育の底上げには，「学部の学生にどれだけ教育の種まきをしていけるか」ではないかとぼんやりと考えていました．看護師が患者さんの身近な存在として患者の異常を見逃さず，適切な判断ができるには，できるだけ最小限の道具と系統診察により身体診察できることが重要だと思います．

　今回，出版の礎となった授業資料の作成に当たっては，もう一度初心に戻って学びなおすことが重要だと考え，前職でご一緒させていただきました天野先生の門を叩きました．改めて天野先生の診察に参加観察し，その技術やコツを「盗みとる」気持ちで勉強させていただきました．録画したビデオを何度も何度も見ているうちに，ある日，ふと気づきました．先生の診察は非常に明快で，何度やっても同じ手技なのです．長年の経験に培われたものであることは間違いないのですが，身体診察は，診察者が明確な目的を持ち，患者への適切な説明と指示があれば，初学者でも短時間でできるのではないかということを発見しました．また，学生さんが実習に行きますと，担当させていただく患者さんの多くはご高齢の方です．そうなると神経診察も欠かせないものとなります．神経系は，マニアックな分野で，正直にいうと私も苦手だなと思ったのですが，この機会に学生がわかるところまで分解してしまえば何とかなるのでは？と考えチャレンジしました．

　本テキストは，完成目標をミニマムであることにしました．看護学生，医学生など初学者が気軽に手にとって，step に沿って学習していけば自然に身体診察ができるようになってもらえることを期待しています．専門的な内容を追及することについては，フィジカルアセスメントに関する多くの書籍が出版されておりますので，それらの図書に役割を譲りたいと思います．この本は，初学者が知りたい「肝心なこと」や上手くできる「コツ」についてできるだけ解説するように努めました．最終の仕上げとして，日本語による声かけとともに Babayev 先生の英語が加わりました．Babayev 先生はふつうの表現だとおっしゃるのですが，Babayev 先生の英語の言い回しには“なるほど”という表現があります．そういったところを参考にしていただくことで，外国人の患者さんでも臆することなくチャレンジするきっかけとなることを期待します．

　最後に，これまで静岡県立大学看護学部の学生達が一緒に検証してくれましたことに謝意を表します．また，学び直しの機会をいただいたこと，多くの教えをいただきました天野隆弘先生を始めとした前職でご縁をいただきました医師の方々にも御礼を申し上げます．そして 2014 年の赴任当初より共に学び，フィジカルアセスメント演習の構成について協力してくださった松浦明美さんに感謝いたします．深夜の大学の研究室でデモの構成と練習をしたり，天野先生と Skype をつないで実技を見ていただいたことも素晴らしい思い出です．

2021 年 4 月

荒 井 孝 子

目次

Examination 3　腹部の診察

Examination 4 　神経診察

　　　付録　音声デジタルデータアクセスキー
　　　　　本書の音声視聴方法

頭頸部・下肢の診察

1. 学習目標

1 身体的・心理的変化からくる顔貌の変化の有無や，頭部（頭皮・頭蓋）における腫瘤や皮疹などの有無を観察できる

2 瞳孔，眼球，眼瞼の局所的病態および貧血や黄疸（黄染），浮腫など，全身疾患の重要な徴候をとらえることができる

3 頸部リンパ節の触診を行い，炎症や悪性疾患によるリンパ節の腫脹がないかを確認することができる

4 甲状腺の視触診を行い，甲状腺の腫大，部分的腫瘤を見出しその特徴について理解できる

5 頸動脈の血管雑音の有無を聴取できる

6 下肢の診察（浮腫，血管の拍動触知）ができる

2. 必要物品の準備

□ 擦式手指用アルコール	□ 聴診器	□ トレイ
□ 瞳孔計	□ アルコール綿（聴診器の清拭用）	□（甲状腺触診モデル）
□ ペンライト	□ 音叉（512 Hz）	□（ドプラー　必要に応じて）
□ 舌圧子	□ ゴミ袋	

3. 演習の進め方

1 ▶▶演習方法

① 顔面（瞳孔，眼瞼，眼球結膜，口腔内，口唇）の診察

② 頸部リンパ節の触知

③ 甲状腺の視触診

④ 頸動脈雑音の聴取

⑤ 腋窩リンパ節の触知

⑥ 下肢の診察（浮腫，足の血管拍動）

2 ▶▶演習のポイント（予習のポイント）

① 瞳孔，眼瞼，眼瞼結膜，眼球結膜の観察の仕方，その意義について理解している

② 口腔内の解剖学的な位置と名称について基礎知識がある

③ 頸部リンパ節の分布について概要を理解している

④ 頸動脈の走行について解剖学的な位置の確認ができる

⑤ 甲状腺の位置や形状について理解している

⑥ 足背動脈および後脛骨動脈の触知ができる

⑦ 演習を行う際は，「**自分がこれから行う診察の内容と診察所見を声に出しながら実施**」する

⑧ 対象者を傷つけないように**爪を切っておくこと**

4. 評価：演習後に自己評価をする

5. 備考　※頭頸部の診察においては，**女子学生は演習前までに化粧を落としておく**

6. 演習の進行

顔面の診察
状況設定例：喉の違和感と足のむくみを訴えて受診してきた若い女性（男性）患者の診察

演習内容および患者への声かけと所見	英語での声かけと所見

演習前
身だしなみ，爪切りチェック，手洗い

状況設定
座位で対面して頭頸部の診察をする
デモンストレーション1（顔面）
自己紹介と患者のフルネームを確認する

1　全体および顔頭頸部の視診，顔貌，表情を視診する
全体の概観を視診する
所見：観察した内容を説明する
正常例「体格は中等で，栄養は良．顔色・表情などを含め顔貌に異常を認めません」

🔊 01
An example of normal findings, "The patient is of average build, appears to have a good state of nutrition and has a normal facial color and expression."

2　目の診察
1）眼全体の観察
説明：「これからお顔を触ります．軽く上をみてください」

🔊 02
"I'll now like to examine your eyes, could you look up for me?"

手順：擦式アルコールで手指衛生を行い，両親指で下眼瞼を押し下げて眼瞼結膜を露出させる
観察項目：
① 眼瞼周囲を観察し，浮腫の有無を確認する
② 眼瞼結膜の貧血・充血の有無
③ 眼球結膜の黄染（黄疸）の有無，白内障の有無など
所見：観察した内容を説明する
正常例「眼瞼に浮腫はなく，貧血や充血もみられません．眼球結膜の黄染や白内障もなく異常は認められません」

🔊 03
"There is no visible edema in the eyelids, nor any evidence of anemia or congestion.
Furthermore, I can see no evidence of scleral icterus or cataract. Overall, I noted no clinical abnormality in the eyes."

2）瞳孔の診察
説明：「遠くをみていてください」

🔊 04
"Please pick a point in the far distance and continue looking at that please."

手順：瞳孔計を両目の下側から近づけ，瞳孔のサイズを確認する
観察項目：
① 瞳孔の形の観察，瞳孔径を測定し，左右差（アニソコリア）の有無を観察

診察のポイント

□ 所見を正確に把握するために，女性は可能な限り化粧をしないほうが望ましい

□ 患者に挨拶をする

□ 患者に触れる前に擦式アルコールで手指衛生
□ 全体の概観を視診

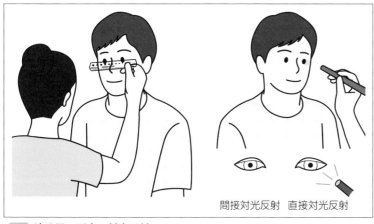

間接対光反射　直接対光反射

図1 瞳孔径の測定と対光反射

□ 遠くボーっとみるように指示する．近いところを見ると縮瞳する
□ 片側ずつ①直接対光反射②間接対光反射の順にみる．ライトが患者の視野に急に入ったり凝視すると瞳孔が変化するので，患者の視野に入らないところ（斜め下）から光を入れる

演習内容および患者への声かけと所見	英語での声かけと所見

② 直接対光反射（光を当てた側の瞳孔）
③ 間接対光反射（反対側の瞳孔）
所見：観察した内容を説明する
　　正常例「瞳孔は正円形で〇 mm，左右差もありません」

◀)) 05

"The pupils are round and 〇mm bilaterally, with no differences between the two sides."

3　耳の診察
1）聴力
① 話し声による聴力の確認
説明：「私の声はふつうに聞こえますか？　聞きとりにくいですか？」

◀)) 06

"Are you able to hear my voice normally? Is it difficult to hear?"

② 指こすり試験
手順：両耳の横 30 cm の距離で指をこすり合わせて聞こえるか，左右同じかを確認する
説明：「これ（指こすり音　右）とこれ（指こすり音　左）は左右同じように聞こえますか？」

◀)) 07

"Can you hear this（sound of fingers rubbing together on the right）and this（sound of fingers rubbing together on the left）equally well on both sides?"

2）Rinne 試験
説明：「音叉を耳の後ろに当てますので音が聞こえなくなったら教えてください」
手順：振動させた音叉の根本を患者の乳様突起に垂直に当て，音が聞こえなくなったら知らせてもらう（骨導）．音が聞こえなくなったと患者が言ったら，音叉の二股部分を外耳道付近に移動させ，音が聴こえるかを確認する（気導）
確認：「ブーンという音が聴こえますか？」

◀)) 08

"I'm going to place this tuning fork behind your ear; please let me know when you can no longer hear the buzzing sound."

◀)) 09

"Can you hear the buzzing sound in your ear?"

3）Weber 試験
説明：「これから音叉をおでこの中央に置きます．音叉の音が正中で響いているか，左右どちらかの耳に偏って響いているかを教えてください」
手技：
① 患者に目を閉じてもらう
② 振動させた音叉の柄を前額部正中に当てる
確認：「おでこに当てた音叉の音は真ん中で響いてますか？　それとも右か左のどちらかに偏って響きますか？」
所見：観察した内容を説明する

◀)) 10

"Now I'm going to place the tuning fork on the middle of your forehead. Please let me know if you hear the sound loudest on the left, on the right, or in the middle."

"Now I'm going to place the tuning fork on the middle of your forehead. Please let me know if you hear the sound loudest on the left, on the right, or in the middle."

診察のポイント

□ 間接対光反射は確認しにくい．間接対光反射を確認する側の瞳孔にあらかじめペンライトで光を入れていったん縮瞳させて数秒おくと瞳孔径が安定する．そのままの状態で直接対光反射を観察する側の瞳孔にペンライトで光をかざすと，直接対光反射に遅れて反対側の間接対光反射を確認することができる

□ 会話（512Hz）が普通にできているか，両方同じように聞こえるか本人に聞いて確認する
□ 指こすり音（2,000 〜 4,000Hz）
□ まず診察者が自分の耳で指こすりを確認してから片方ずつ指こすりをする

〈Rinne test〉

□ 耳介後部にある乳様突起に音叉をあてる
□ 振動がなくなったとことが確認できたら，乳様突起から音叉を離し，外耳から約 5 cm 離れたところであて気導を確認する
□ 外耳に音叉を持っていく際は，音叉のフォーク部の U が耳側に向くようにする
□ 正常では骨導より気導のほうが鋭敏なため，乳様突起の骨伝導がなくなっても気導では音が聞こえる．この正常な状態をリンネ陽性（+）とする

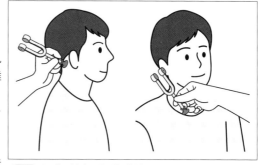

図2 骨導（左），気導（右）

<Weber test>

□ 患者に目を閉じてもらうと集中できる
□ 音叉は額に垂直におく
□ 音叉のフォークの向きを偏らせることなく左右に均等にする
□ 中耳伝音系の障害では，音は患側（聴こえ方が悪い側）に偏って強く響く
□ 内耳感音系または蝸牛神経障害では，音は健側に強く響く
□ 65歳以上の約1/3に老人性難聴が認められる

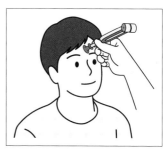

図3 Weber test

演習内容および患者への声かけと所見	英語での声かけと所見

正常例（どちらにも聞こえ方の偏りがない場合）
「Rinne および Weber ともに正常です」

🔊 11
"Both the Rinne and Weber test results were unremarkable."

異常例（聴力に問題がなかった側に偏って聞こえた場合）「内耳性の障害による難聴が疑われます」

🔊 12
"There is evidence suggestive of sensorineural hearing loss."

異常例（聴力に問題があった側に偏っていた場合）「右（または左）の中耳系の障害による難聴が疑われます」

🔊 13
"There is evidence suggestive of conductive hearing loss."

4）耳の視診
耳介周囲および左右の外耳道・鼓膜を診察する
手順：
① 患者の耳介周囲を軽く打診し痛みがないことを確認する
② 外耳道と同程度の大きさのスペキュラを選び，耳鏡にとりつける．ライトを点灯させ，耳鏡の動作確認をする
説明：「これから耳を診ます．急に動くと危ないですのでじっとしていてください」

🔊 14
"Now I'm going to have a look into your ears with this device. Moving suddenly might lead to damage to ears, so please keep still during the examination."

③ 観察する側の耳介上部を軽く把持し，後ろに引いて上方へ引っ張り上げ外耳道入口部を観察する
④ 耳鏡を患者に近づける際は，耳鏡を持っている小指で患者の頭や頬に固定し，鼓膜を穿孔しないように注意して外耳道に沿って挿入する
⑤ 耳鏡を挿入しながら外耳道の観察をする（分泌物，発赤，耳垢など）
⑥ 外耳道をたどって奥を見ると内耳側に鼓膜がみえる（正常であれば円錐形の乳白色の鼓膜）
⑦ 鼓膜の混濁や発赤，膨隆している場合は中耳炎を疑う
所見：観察した内容を説明する
正常例「外耳道には発赤もなく，鼓膜も確認できました」など

🔊 15
"I found no redness or other abnormalities in the external auditory meatus, and the tympanic membrane was visible and appeared normal."

※鼻の診察
　通常は省略するが，風邪症状を訴えている場合や副鼻腔炎を除外する際は診察する

診察のポイント

音叉の謎

　日本の神経診察では，256Hz の音叉だけを用いる傾向にあります．振動覚だけでなく，Weber 検査では左右の響きのチェックにも用いられています．欧米では，聴力検査には中音域の音叉（512Hz）と高音域の音叉（1,024Hz）が用いられています．低音難聴や高音難聴が疑われる場合は，低音域の音叉（128Hz）や高音域の音叉（1,024Hz）で評価しましょう．

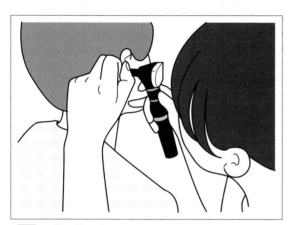

図4 耳鏡の使い方

□ 患者が不意に動いたときに鼓膜や外耳道を損傷するので，ハンドルの持ち方，入れ方に注意する

□ 耳介上部を軽く把持し，後ろに引いて上方へ引っ張り上げることで外耳道がまっすぐになり，安全で観察しやすくなる

□ 耳鏡をもっている手の小指を患者に軽く触れて支えながらスペキュラを挿入することで鼓膜の損傷リスクを回避できる

□ 正常な鼓膜であれば鼓膜を通してツチ骨が観察できる

演習内容および患者への声かけと所見	英語での声かけと所見

手順：
① 前頭洞や上顎洞の打診
② 触診による圧痛の有無

4　口腔内（咽頭・扁桃・舌・口腔粘膜など）の診察

1）視診
① 口唇（視診）チアノーゼ，貧血の有無を観察する
② 口腔内全体を視診．舌圧子を用いて軽く舌を押さえ「アー」と発声してもらうと視野が確保できる

説明：「ア～と言ってください」

◀️))16
"Please say 'Ah' for me."

③ 口腔粘膜，特に頬粘膜の視診（潰瘍，出血，白苔）
④ 咽頭後壁・軟口蓋・扁桃腺の視診（発赤，腫脹など）

説明：舌圧子で舌を軽く抑え「高い声でエーと言ってください」

◀️))17
"Could make a high-pitched 'e' sound for me please?"

所見：観察した内容を説明する

正常例「頬粘膜，口蓋扁桃の発赤などの異常はなく，軟口蓋の挙上は良好で，咽頭後壁の動きも正常です」

◀️))18
"There were no abnormalities such as redness of the buccal mucosa or tonsils. The elevation of the soft palate and movement of the posterior pharyngeal wall were normal."

説明：「舌をべーと前に出してください」

◀️))19
"Could you stick your tongue out for me please?"

⑤ 舌の表面では舌苔など舌の様子を観察
⑥ 舌の裏側を観察する際は，舌先を上の歯の裏につけてもらい，色調，潰瘍などの観察をする

説明：「舌先を上の歯の裏につけてください」

◀️))20
"Please place the tip of your tongue behind your front teeth for me."

所見：観察した内容を説明する

正常例「舌苔は正常で舌および舌下にアフタや腫瘤もなく異常を認めません」

◀️))21
"The tongue and under the tongue appeared normal with no visible ulcers or other abnormalities.

5　リンパ節の触知

説明：「これから首のリンパが腫れていないかを触診します」

◀️))22
"Now I'd like to examine your neck to check if the lymph glands are swollen."

手順：流れをもって全体を触診する
（1）後頭，耳介後，耳介前リンパ節から顎下リンパの触診
（2）扁桃リンパ節から浅頸リンパ節へと全体的に触診

診察のポイント

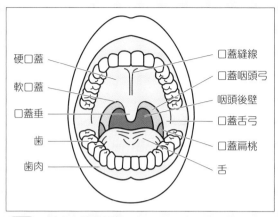

硬口蓋
軟口蓋
口蓋垂
歯
歯肉

口蓋縫線
口蓋咽頭弓
咽頭後壁
口蓋舌弓
口蓋扁桃
舌

図5 口腔内の観察部位

□ 頬粘膜で観察されるコプリック斑は，麻疹で確認される
□ 咽頭後壁の発赤や軟口蓋の動きを確認するとともに，全体を素早く視診する
□ カーテン徴候の有無
□ 高い声で「エー」と言ってもらうと口蓋垂が挙上して観察しやすくなる
□ 扁桃の肥大，発赤，化膿による膿栓（pus）の有無
□ アデノイドや炎症による腫大，発赤，白苔，膿栓
□ 舌が偏っている場合や軟口蓋の偏りがある場合は脳・神経疾患を考える
□ 舌の先を上の口蓋に当てる

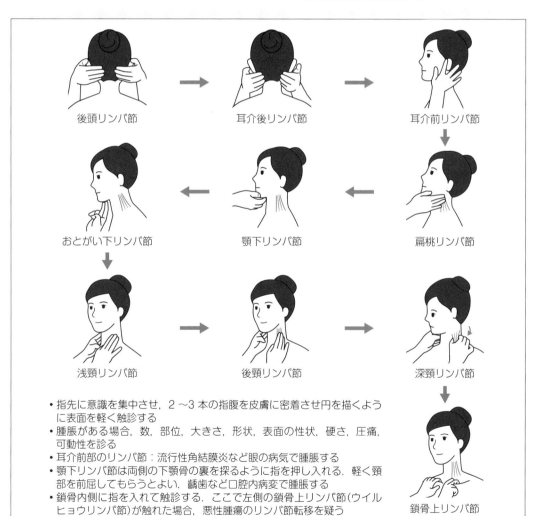

後頭リンパ節　耳介後リンパ節　耳介前リンパ節
おとがい下リンパ節　顎下リンパ節　扁桃リンパ節
浅頸リンパ節　後頸リンパ節　深頸リンパ節
鎖骨上リンパ節

• 指先に意識を集中させ，2〜3本の指腹を皮膚に密着させ円を描くように表面を軽く触診する
• 腫脹がある場合，数，部位，大きさ，形状，表面の性状，硬さ，圧痛，可動性を診る
• 耳介前部のリンパ節：流行性角結膜炎など眼の病気で腫脹する
• 顎下リンパ節は両側の下顎骨の裏を探るように指を押し入れる．軽く頸部を前屈してもらうとよい．齲歯など口腔内病変で腫脹する
• 鎖骨内側に指を入れて触診する．ここで左側の鎖骨上リンパ節（ウイルヒョウリンパ節）が触れた場合，悪性腫瘍のリンパ節転移を疑う

図6 リンパ節の触知

演習内容および患者への声かけと所見	英語での声かけと所見

（3）両鎖骨上リンパ節（鎖骨から 2 cm 上）の触知

（4）深頸リンパ節の触診

① 触診する側に軽く頭を傾けてもらうと胸鎖乳突筋が緩む

② 胸鎖乳突筋をつまむようにして胸鎖乳突筋の下にあるリンパ節を触診する

説明：「頸を横に傾けてください」

「今度は反対側です」

所見：観察した内容を説明する

正常例「リンパ節の腫脹やしこりはありません」

◀)) 23

"Please turn your head slightly to the side."
"Now the other side please."

◀)) 24

"I noted no swellings or masses in the lymph nodes of the neck."

6 甲状腺の視触診

1）甲状腺の視診

① 正面についで側面から視診する

② 頸部を後方に軽く伸展してもらい正面から観察する

ランドマーク：甲状軟骨と輪状軟骨

胸鎖乳突筋の内側に甲状腺は位置している

2）甲状腺を触診する

① 患者の背面に立ち，水を一口くわえてもらい，そのままキープしてもらう．

② 検者の左右の第 2 ～ 4 指を使って甲状腺の辺縁に触れ，表面がなめらかかどうかを確認する．

説明：「合図をしたらゴックンと水（唾液）を飲みこんでください」

所見：観察した内容を説明する

◀)) 25

"In a moment, I'm going to ask you to collect some saliva in your mouth and hold it there, and then when I instruct you to, please swallow, do you understand?" "Okay, go ahead and collect some saliva in your mouth" "Now swallow for me please."

正常例「甲状腺の肥大や腫瘤はみられません」

◀)) 26

"Examination of the thyroid gland revealed no swelling or palpable masses."

診察のポイント

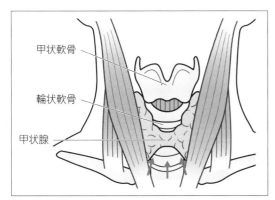

図7 甲状腺の位置

甲状軟骨
輪状軟骨
甲状腺

☐ 頸部を軽く伸展することで気管が胸骨上陥没から 3 cm 程度持ち上がり，甲状腺を覆う皮膚が引き伸ばされ，確認しやすくなる

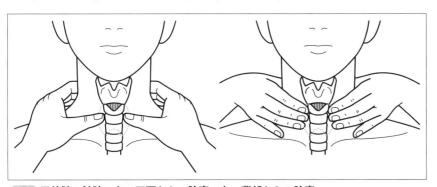

図8 甲状腺の触診．左：正面からの診察　右：背部からの診察

☐ 嚥下に伴い甲状腺が持ち上がるが，そのまま待っていると甲状腺が下がってきてぶよっと指に落ちかかる．ごつごつしたものが触れる場合は，すぐに医師に報告する．がんも疑われるため，検査が必要となる．

☐ 背部からの診察は，2〜4 指をつかって，診察する．片方の指で気管を固定し，片方の指で胸鎖乳突筋を押しのけるように触診する．

COLUMN 2
触診法が異なる甲状腺の触診

　甲状腺の触知には，患者と向きあって正面から触れる方法と，患者の背中側に周り後ろから甲状腺を触れる方法があります．日本では正面からの診察が多くみられますが，ヨーロッパ諸国やアメリカでは後ろから触診するのがスタンダードです．実技試験で評価されるのは後ろからの触診です．

演習内容および患者への声かけと所見	英語での声かけと所見

7 頸動脈の聴診

1）内頸動脈雑音（Bruit）の聴診

※通常，正常者では血管雑音は聴取しない

手順：

① 血管雑音は低音のため，ベル面を軽く皮膚に当てる．心音，血管音と呼吸音が重なって聞こえるため，患者に呼吸を止めてもらい呼吸音を除外する

② 右内頸動脈分岐部，総頸動脈，左の内頸動脈分岐部，総頸動脈，左右の鎖骨下動脈の順に聞く

説明：「息を吸って」「止めて」「はい吐いてください」を繰り返す

所見：観察した内容を説明する

◀)) 27

"Take a deep breath in." "Hold it" "...And breathe out please."

正常例「血管雑音は聴取しません」

◀)) 28

"I appreciated no abnormal tracheal sounds on auscultation."

8 腋窩リンパ節の触知

腋の下に手をいれリンパ節が触れるか調べる

患者の羞恥心に配慮して，バスタオルなどで肩から覆う

説明：「これから腋の下のリンパ節を触りますので，左右に両腕を軽く持ち上げてください」

◀)) 29

"Now I'll be examining the lymph glands in your armpits. Please raise both of arms gently up for me."

手順：中心腋窩リンパ節を触れ，前腋窩・外側腋窩・後腋窩リンパ節の順に触診する

所見：観察した内容を説明する

正常例「腋窩リンパ節は触知せず腫瘤もありません」

◀)) 30

"The axillary lymph nodes are not clearly palpable and revealed no masses."

9 下肢の診察

説明：「それでは横になってください．足の診察をします」

1）視診→触診

① 脛骨前面の浮腫・色素沈着の有無の観察

② 脛骨前面を両親指で同時に 5 ～ 10 秒程度圧迫する

◀)) 31

"Now I'd like to examine your legs, could you lie down on the bed for me?"

診察のポイント

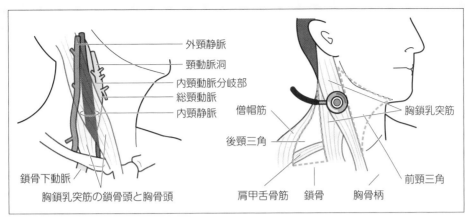

図9 頸動脈の聴診

□ 内頸動脈分岐部では，動脈硬化によるプラークが形成されやすく，血管雑音として聴取される
□ 手掌で聴診器のベル面を温めてから皮膚に当てると患者に不快感を与えない
□ 検者（診察者）も一緒に止め呼吸をするタイミングをみることで，息をとめたままで苦しくな

ることを避けられる
□ 一回の「息を吸って」「止めて」「はい吸ってください」の「止めて」間に2か所を聴診して呼吸させ，次の呼吸を止めたところで2か所聴診する，を繰り返す
□ 動脈の分岐部は下顎角より約2cm下にある

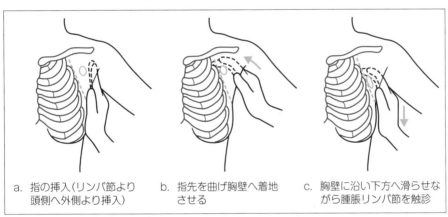

a. 指の挿入（リンパ節より頭側へ外側より挿入）
b. 指先を曲げ胸壁へ着地させる
c. 胸壁に沿い下方へ滑らせながら腫脹リンパ節を触診

図10 腋窩リンパ節の触知

□ 腋窩を水平に開くと皮膚が伸展してしまい深部のリンパ節が触れないので，脇を軽く開いてもらうのが重要
□ 中心腋窩リンパ節は触れやすく，1cm未満で圧痛のないリンパ節を触れることがあるが，病

的意義はない場合が多い
□ 前腋窩リンパ節は大胸筋に隠れている
□ 硬い性状や皮膚・皮下組織との可動性が悪い場合は乳がんなどの悪性所見を疑う

□ 圧痕があれば浮腫（pitting edema）ありとする.
□ 凹みがすぐに戻っても異常（この時は甲状腺機能低下；粘液水腫によるときが疑われる）．凹みの戻りが悪いのも異常（普通の浮腫）

演習内容および患者への声かけと所見	英語での声かけと所見

③ 圧迫してできたくぼみ具合と戻り具合を観察する
所見：観察した内容を説明する
正常例「下肢の浮腫はありません」

🔊 32
"I appreciated no edema of the lower limbs."

2）視診
④ 足・爪白癬，胼胝，潰瘍，足の変形などの有無
所見：観察した内容を説明する
正常例「白癬はなく指先の色も変化ありません」

🔊 33
"I noted no evidence of tinea infection nor any abnormal color changes in the toes."

3）足背動脈の触知
説明：「これから足の血管を触ります」
① 左右同時に触知することで左右差を確認する
② 示指～薬指の 3 指で広い範囲を触知して血管拍動部位を確認する
③ 動脈の触れ方（拍動が強い・弱い）も評価する
所見：観察した内容を説明する

🔊 34
"Now I'll be examining the blood vessels in your legs."

4）後脛骨動脈の触知
① 片足ずつ触知する
② 後脛骨動脈は，内果の内側にある深めの動脈である
所見：観察した内容を説明する
正常例「動脈の拍動は良好で，左右差もありません」

🔊 35
"There is a good pulse palpable in both lower limbs, with no appreciable difference between the left and right sides."

診察のポイント

□　浮腫の重症度分類
1＋：わずかに圧痕を認める
2＋：明らかに圧痕を認める
3＋：静脈や骨，関節の突起部が不明瞭になる程度
　　の浮腫
4＋：見てすぐわかる高度な浮腫

□　示指〜薬指の 3 指で広い範囲を触知して血管拍
　　動部位を確認し，血管の走行に合わせて指の向
　　きを変えて触知しなおすとよい．触知できたら
　　示指〜薬指を揃えて血管の走行のたてに触診し
　　て，触れ方が強い・弱いも評価する
□　足背動脈が触知できなければ上流にあたる，膝
　　の裏にある膝窩動脈を触知する（膝窩動脈は強
　　めに圧迫しないと触れない）
□　後脛骨動脈は内果の骨の内側に指を入れ込むよ
　　うにして触知すると探しやすい
※動脈触知がわかりにくい場合は，補助的にドプ
　　ラーを使うのも有効

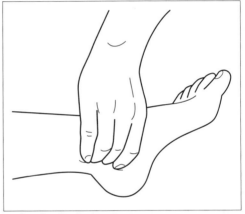

図11　後脛骨動脈の触知

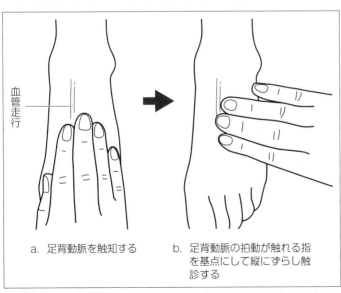

a. 足背動脈を触知する　　b. 足背動脈の拍動が触れる指
　　　　　　　　　　　　　を基点にして縦にずらし触
　　　　　　　　　　　　　診する

血管走行

図12　足背動脈の触知

身体診察記録① （頭頸部・下肢）

診察日：西暦　　年　　月　　日（　）

全体の視診

皮膚や爪，体格：
眼瞼の異常所見（浮腫　＋　－　，腫脹　＋　－　，瘤　＋　－　,その他　　　　　　　　）
眼瞼結膜（色；　　　　　　充血，腫脹，分泌物　＋　－　）
眼球結膜（色；　　　　　　充血，腫脹，損傷　　　）
瞳孔：瞳孔径（左　　　mm，右　　　mm）形；左（　正円　不正　）右（　正円　不正　）
　　　直接対光反射；左（　＋　±　－　）右（　＋　±　－　）
　　　間接対光反射；左（　＋　±　－　）右（　＋　±　－　）

耳

指こすり音　左（　正常　異常　）右（　正常　異常　）
リンネ　　　左（　正常　異常　）右（　正常　異常　）※リンネは正常な場合を陽性という
ウェーバー［正中，偏位（右側，左側）］

口腔

口臭（　＋　－　）　　歯肉（色；　　　　　　腫脹・潰瘍・出血・膿　）
口唇（色；　　　亀裂・浮腫・潰瘍　　　）　　口腔粘膜（色；　　　　　潰瘍・腫瘤　　　）
口蓋扁桃（色；　　　　　発赤・腫脹・分泌物　　　　　）
咽頭後壁（色；　　　　　発赤・腫脹・分泌物　　　　　）
アフタ［　なし，　あり（場所　　　　　　　　　）　］
咽頭反射［　＋　－　（右・左）］　　　　カーテン徴候［　＋　－　（右・左）］

舌

凹凸（　＋　－　（右・左））　　　舌苔（　＋　－　（右・左））
挺舌時の偏倚［　＋　－　（右・左）］舌下（色；　　貧血，潰瘍，アフタ）

頸部リンパ節（リンパ節の腫脹－＋）

後頭　（左；－　＋ ，右；－　＋ ）　　耳介前（左；－　＋ ，右；－　＋ ）
耳介後（左；－　＋ ，右；－　＋ ）　　耳下腺（左；－　＋ ，右；－　＋ ）
扁桃腺（左；－　＋ ，右；－　＋ ）　　顎下腺（左；－　＋ ，右；－　＋ ）
オトガイ下（左；－　＋ ，右；－　＋ ）後頸　（左；－　＋ ，右；－　＋ ）
浅頸　（左；－　＋ ，右；－　＋ ）　　深頸　（左；－　＋ ，右；－　＋ ）
鎖骨上（左；－　＋ ，右；－　＋ ）

甲状腺

視診：
触診：硬結（左；－　＋ ，右；－　＋ ）可動性（左；－　＋ ，右；－　＋ ）
　　　疼痛（左；－　＋ ，右；－　＋ ）

頸動脈

頸動脈触知（　＋　－　）　　　　　頸動脈の聴診（雑音）（左；－　＋ ，右；－　＋ ）

腋窩リンパ節

腋窩リンパ節腫脹（左；－　＋ ，右；－　＋ ）
リンパ節の性状（可動性・表面・硬さ・圧痛・大きさ・癒着）：

下肢

皮膚；　　　　　　　　　　　　　爪；
浮腫（　＋　－　）部位；下腿，足背
圧痕；（　1＋，2＋，3＋，4＋　）
足背動脈：触知（左；－　＋ ，右；－　＋ ），左右差（　＋　－　）弾力（　＋　－　）
後脛骨動脈：触知（左；－　＋ ，右；－　＋ ），左右差（　＋　－　）弾力（　＋　－　）

胸部の診察

1. 学習目標

1 心臓の視診，触診，聴診，ならびに肺野の打診，聴診を一連の診察として理解できる
2 心尖拍動を触知し，その範囲や位置について確認できる
3 心音聴取するための位置を選定し，Ⅰ音とⅡ音を聞き分けることができる
聴診器で，膜型（高音），ベル型（低音）を使い分けることができる
（できれば，心雑音の有無，心尖部でのⅢ音の有無が判定できる）
4 右心系のスクリーニングをするため仰臥位で外頸静脈の拍動をみる．および45度の姿勢
（半座位）で内頸静脈拍動の高さの評価について理解できる
5 胸部の視診，打診，聴診ができる
6 正常呼吸音の聴取ができる
7 診察がスムーズに行えるための声かけや（「息を止めてください」，「深呼吸を繰り返して
ください」など），患者の体位の指導ができる

2. 必要物品の準備

□ 擦式手指用アルコール	□ ゴミ袋（小）	□ マークキング用　赤の●シール
□ アルコール綿（聴診器の清拭用）	□ 聴診器	□ バスタオルなど
□ ペンライト		

3. 演習の進め方

1 ▶▶ 演習方法
① 外頸静脈の観察と内頸静脈拍動の観察
② 心尖拍動を含めた視診，触診
③ 心音聴取部位の確認（解剖学的な弁膜の位置と聴診の部位を理解）と聴診（Ⅰ音とⅡ音）
④ 前胸部の視診および評価（呼吸器）
⑤ 前胸部の打診および聴診（呼吸器）
⑥ 背部の視診，打診，聴診（呼吸器）
⑦ 触診（声音振盪）

2 ▶▶ 演習のポイント（予習のポイント）
① 患者の羞恥心に配慮した診察が行える
② 体表面からみた胸郭・心臓および呼吸器（肺，気管，気管支）それぞれの解剖学的な位置
が推定できる
③ 触診および聴診を行うための部位の選定ができる（たとえば，肋骨の位置，肋間を数えられる，ランドマークとなる部位：たとえば，心尖拍動（正常で約40%弱に触れる），胸骨角を示すことができる）
④ 正しく打診ができる
⑤ 聴診器を正しく取扱い，膜面・ベル面を適切に使用できる
⑥ 演習を行う際は，「**自分がこれから行う診察の内容と診察所見を声に出しながら実施**」する
⑦ 打診を行うためには，爪が長いとお互いに体を傷つける可能性があるので，予め爪を切り手入れすること

4. 評価：演習後に自己評価をする

5. 備考：講義で指示された自己学習をした上で演習に臨むこと

6. 演習の進行

心臓，胸部の診察
状況設定例：胸部違和感と息苦しさを主訴に受診した 60 歳女性（男性）の診察

演習内容および患者への声かけと所見	英語での声かけと所見

演習1　打診の練習
打診の手技確認
打診する場所，対象物を変えながら打診

演習2　ランドマークの確認
（1）胸郭の解剖学的な構成を確認する
（2）前胸部のランドマークを確認する
　　①胸骨角，②第 2 肋間，③第 4 肋間，
　　④第 5 肋間，　⑤鎖骨中線
状況設定
座位で胸部の診察をする
1　頸静脈の視診
1）外頸静脈の視診と内頸静脈拍動の視診
説明：「これから頸の血管を確認しますので，お顔をそのまま水平に左（右）に向けて下さい」
手順：
① 患者に首を水平に左右に向けてもらう
② 外頸静脈の走行を確認
③ 内頸静脈拍動の有無を観察

◀))01

"Now, I'll be having a look at the blood vessels in your neck. Keeping your head level with the horizon, could you turn your head to the left (right) for me please?"

2）頸静脈圧測定する場合
説明：「それではベッドに休んでください．これからベッドの頭側が上がりますが，楽にしていてください」
手順：
① ギャッジを 45 度まで上げて患者を半座位にする
② 衣服を緩めて，内頸静脈の拍動の有無を観察する
③ ペンライトを当て，皮膚が拍動している部分の最高点の高さを確認してマークする（またはシール等を貼る）

◀))02

"Please lie down on the bed for me. I'll raise the head of the bed now, please relax."

診察のポイント

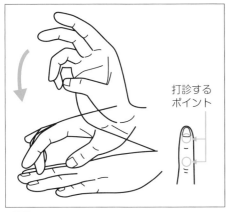

- □ まず自分の体を触って確認しておく.
- □ 患者の体表面から確認する
- □ 乳房をよけてしっかりと触る
- □ バスタオルや診察衣を適宜使用する
- □ 対象に当てる指をしっかりと密着させる
- □ 打診する指は，4・5指を折りこんで，手首のスナップを利かせた打診をする
- □ 爪を切っておかないと自分の指を傷つける

図1 打診

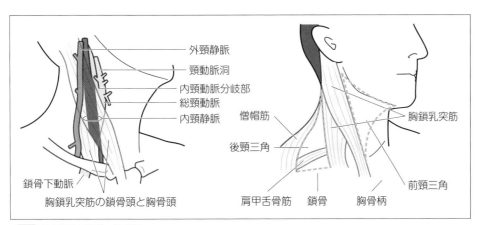

図2 頸動脈の聴診（再掲）

- □ 外頸静脈は胸鎖乳突筋の上を乗り越え，体表面を走行しているので見つけやすい．わかりにくい場合は，指で軽く圧迫して血流を遮断するか息こらえをしてもらうと怒張するので観察しやすい．
- □ 仰臥位で外頸静脈がみられないときは脱水など

を疑う
- □ 座位で内頸静脈の怒張がみられた場合，右房圧上昇の可能性を疑う
- □ 半座位で測定する
- □ 下に引き込むような拍動は静脈拍動で，上に押し上げるような拍動は動脈である

演習内容および患者への声かけと所見	英語での声かけと所見

④ 胸骨角から右内頸静脈拍動のみられる最高点
（胸鎖乳突筋内側）までの高さを測定する
⑤ 右房圧の基準点　胸骨角の高さから 5 cm 下
（Lewis 法）
　 5 cm ＋測定した高さ＝静脈圧
所見：観察した内容を説明する

正常例「右の外頸静脈の走行は確認できますが怒張
はありません．内頸静脈拍動は観察されません
でした」

◀)) 03

"The course of the right external jugular vein is
visible and there is no abnormal distention. The
right internal jugular venous pulsation was not
visible."

2　胸壁拍動と心尖拍動の視診
（1）心拍動と一致して拍動する胸壁拍動の有無を
視診する
（2）左鎖骨中線第 5 肋間付近で心尖拍動の有無を
観察する
所見：観察した内容を説明する

正常例「心尖部の拍動や胸壁の拍動はみられません」

◀)) 04

"The apex beat was not palpable, and there
were no abnormal heaves."

3　触診（仰臥位または左側臥位）
（1）心尖部の特定
　　ランドマークを基に部位を特定する（打診も有
効）
（2）右手示指〜薬指の 3 本を第 4 〜第 5 肋間にあ
てて心尖拍動の位置を同定する
（3）座位の場合は，かるく前にかがんでもらうと
よい
（4）そのまま 45 度手の向きを変えて，胸壁拍動の
触診（指のつけね）
（5）ベッドに横になり左側臥位で触診してみる
（患者を支え固定しながら or 枕を入れる）
所見：観察した内容を説明する

診察のポイント

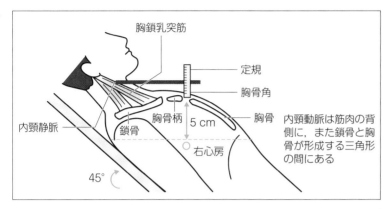

図3　頸静脈圧の測定
（宮城征四郎，他編．身体所見からの臨床診断―疾患を絞り込む・見抜く！　羊土社；2005．p.62 を参考に作成）

□　右房の中心から胸骨角までは体位に関係なく常に 5 cm であるので，測定した高さに 5 cm 加えたものが実際の静脈圧（中心静脈圧）となる

□　正常 4 cm 以内（9 cmH₂O）以内

□　右房圧が上昇していなければ 4 cm 以内であり，内頸静脈は胸鎖乳突筋に隠れていて見えないことが多い

□　正常では心尖拍動以外の胸壁拍動はない

□　胸壁拍動が視診で観察できる場合はすでに高度な心雑音があることが予測されるため，聴診で確認する（AS）

□　正常者の 40％に心尖拍動を観察

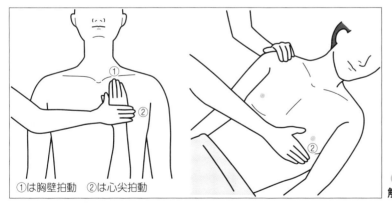

①は胸壁拍動　②は心尖拍動

図4　胸壁拍動と心尖拍動の触診

□　心尖拍動は，鎖骨中線より内側であり，触れる範囲は肋間に沿って 3 cm 以内である

□　触れにくい場合は，3 本の指をずらすように肋間を腋窩の方向に移動する

□　肋間に入れた指を下から持ち上げるように触れる

□　心尖拍動が 3 cm 以上または 2 肋間にわたってみられる，あるいは触知する場合は，心拡大の可能性

演習内容および患者への声かけと所見	英語での声かけと所見

4　心臓の聴診

＜チェックすべき所見＞

Ⅰ音の所見，Ⅱ音の所見（分裂），ならびにⅢ音の
　　有無，Ⅳ音の有無，その他の過剰心音の有無

説明：「これから心臓の音を聴きますので，普通の
　　呼吸をしていてください」

① Ⅰ音・Ⅱ音の同定

・頸動脈を触診しながら大動脈弁の位置に聴診器を
　　当てⅠ＜Ⅱを特定する

② 大動脈弁領域（第2肋間胸骨右縁）膜型
　　□Ⅰ音＜Ⅱ音

③ 肺動脈弁領域（第2肋間胸骨左縁）膜型
　　□Ⅰ音＜Ⅱ音

④ Erb 領域（第3肋間胸骨左縁）膜型
　　□Ⅰ音≒Ⅱ音

⑤ 三尖弁領域（第4肋間胸骨左縁）膜型
　　□Ⅰ音＞Ⅱ音

⑥ 僧帽弁領域（心尖部）
　　□Ⅰ音＞Ⅱ音

⑦ **膜型→ベル型**に切り変えて僧帽弁領域を聴診

※一通り聴診してから左側臥位でⅢ音

🔊 05

"Now I'm going to listen to your heart, please breathe normally for me."

所見：観察した内容を説明する

正常例「胸壁拍動および心尖部の拍動はみられませ
　　んでした．心音については，過剰心音は聞かれ
　　ませんでした」など

🔊 06

"The apex beat was not palpable, and there were no abnormal heaves. Normal heart sounds S1 and S2 were heard and there were no added abnormal sounds."

診察のポイント

- □ 約 45 度左側臥位にすると心尖拍動は正常者の約 2/3 に触知される
- □ 女性はブラのホックは緩めて診察する（乳房の下から指を持ち上げるように触診）
- □ 傍胸骨拍動は心房中隔欠損や僧帽弁膜症で右室拡大が存在するときに認める
- □ 心尖部の特定には打診が役に立つ

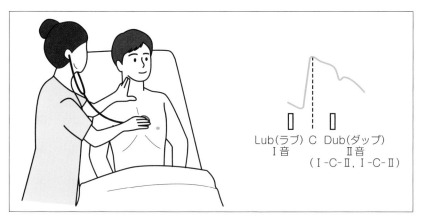

Lub(ラブ)　C　Dub(ダップ)
Ⅰ音　　　　　Ⅱ音
（Ⅰ-C-Ⅱ，Ⅰ-C-Ⅱ）

図5 Ⅰ，Ⅱ音の同定（左），Ⅰ，Ⅱ音と頸動脈拍動のタイミング（右）

- □ **拍動に一致した音がⅠ音**
- □ 心尖部でⅠ音を確認するとわかりやすい
- □ 聴診器を少しずつずらしながら最もよく所見のとれる場所を念入りに探しながら聴診
- □ できる学生はⅡ音の呼吸性分裂を聞く練習をしてみる（吸気時の分裂）
- □ Ⅲ音はⅡ音に続いて聞こえる音
- □ Ⅳ音はⅠ音の直前に聞こえる音
- □ Ⅲ・Ⅳ音は低音域であり，ベル面で聴取する．ベル型ではかろうじて覆う程度に軽く圧着させる
- □ 膜型で聴診して，最後にベル型で低周波音（Ⅲ音など）を聴取する（左側臥位で聞こえやすい）心不全の診断に役立つ
- □ Ⅲ音は，耳元で手を仰いだときに聴こえる音や耳の穴に指を入れたときに聞こえる音でたとえられる
- □ 患者に呼吸を止めてもらうと同時に聞こえる音が減り，聞き取りやすい
- □ 患者に呼吸を止めてもらうときは，検者も一緒に呼吸を止める．

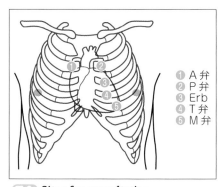

❶ A 弁
❷ P 弁
❸ Erb
❹ T 弁
❺ M 弁

図6 Sites for auscultation

演習内容および患者への声かけと所見	英語での声かけと所見

5　胸郭の視診と呼吸様式の観察
1）全体を視診する

観察項目：胸郭，左右差，呼吸の状態，チアノーゼ
　　　　の有無，ばち状指

所見：観察した内容を説明する

正常例「体格は中等度で胸郭の変形などありません．
　　　呼吸も平静です．皮膚にも問題ありません」

🔊))07

"The patient is of average build and there were no chest wall deformities noted. The patient's breathing was quiet and there were no visible skin abnormalities."

COPD「体格はやせ型で，両肩を挙上させて呼吸を
　　　しています．胸鎖乳突筋は発達しており口すぼ
　　　め呼吸をしています．口唇には軽くチアノーゼ
　　　がみられます」など

🔊))08

"The patient was of fairly lean build, and was making use of accessory muscles of respiration. He demonstrates pursed-lip breathing and there was mild cyanosis visible in the lips."

6　前胸部の打診
① 肺尖部から肺尾側に向かって打診

説明：「これから胸を軽く叩いたり聴診器で呼吸音
　　　を聞かせてください」
　　　「上半身を脱いでもらってもよいですか？」

🔊))09

"Next, I'll be gently tapping over your chest and listening to your breath sounds with my stethoscope, would that be alright with you?"
"Could I ask you to remove the clothes from the top half of your body?"

診察のポイント

- □ 体型，胸郭の形
- □ 呼吸数，呼吸の型など
- □ 患者の診察がしやすいように，状況に合わせて
  衣服の着脱を補助する

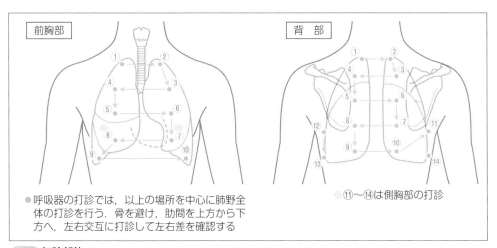

●呼吸器の打診では，以上の場所を中心に肺野全
　体の打診を行う．骨を避け，肋間を上方から下
　方へ，左右交互に打診して左右差を確認する

※⑪〜⑭は側胸部の打診

図7　打診部位

- □ 診察の体位（右利きの人は患者に向かって左よ
  りに体をずらすと打診しやすい）に注意する
- □ 打診の部位，叩打の強さ，手順
- □ 左（右）手を広げ，その中指の中節骨部または
  DIP 関節部を，反対の中指で手首のスナップを
  聞かせて 1 か所あたり 2 回ずつ弾むように叩く

- □ 胸部全体を左右交互に上から下へ打診し左右差
  を確認する
- □ 肋間に入れた指を打診しないと肺野の打診音が
  聞き取れない

演習内容および患者への声かけと所見	英語での声かけと所見

7 前胸部の聴診

説明：「私の声かけに合わせて，一緒に息を吸ったり吐いたりしてください」
① 各部位で吸気と呼気を 1 ～ 2 回聴診する

🔊 10
"Could I ask you to please breath in and out in time with my instructions?"

「大きく息を吸って」「はい，吐いて」を繰り返す
② 呼気の終わりに聴診部位を移動する
③ 呼吸音の強さ，副雑音の有無の聴取

🔊 11
"Take a deep breath in." "…And out"

「それでは体の向きを変えてください．今度は背中側から診察します」

🔊 12
"Now I'd like to listen to your back, would you be able to turn around for me?"

8 背部の視診

① 脊柱の変形，皮膚の観察
背部をみながら脊柱を触診し，性状を確認する
所見：観察した内容を説明する
正常例「脊柱の変形もなく，発疹などもみられません」

🔊 13
"There were no visible abnormalities of the spine, nor were there any skin rashes present."

9 背部の打診

肩甲骨を避け，肋間を打診する

10 背部の聴診

11 声音振盪

説明：「ひと～つ，と低い声で言ってください」
「ひと～つ」と低い声を出してもらい，震え（振動）を感じとる．
所見：観察した内容を説明する
正常例「呼吸も正常で，声音振盪も確認できました」

🔊 14
"Can you say '99' for me in a deep voice?"

🔊 15
"There were normal breath sounds present throughout the chest, with no abnormal vocal resonance detected."

12 呼吸法の指導

診察時の患者への呼吸法を適切に指導できたか
「普通に息をしていてください」
「息をすったり吐いたりしてください」
「深い呼吸をくりかえしてください」

🔊 16
"Please breathe normally."
"Please breathe in and out when I ask you to."
"Please breathe deeply in and out, again and again."

診察のポイント

□ 膜型を使用して聴診する
□ 気管音，気管支肺胞音，肺胞音の 3 か所を意識
　して聴く
□ 左右交互に比較して聴診し，左右差を確認する
□ 息を吐き終わったタイミングで聴診器の位置を
　動かす

気管音：甲状腺の横　太くて大きい
気管支音：第 2 肋間
肺胞音：側胸部　副雑音の有無

□ 打診の部位　肩甲骨を避ける
□ 叩打の強さ，手順は前胸部と同様
□ 聴診の部位は前胸部よりも下部まで行う

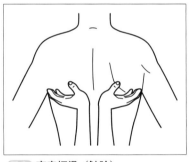

図8 声音振盪（触診）

□ 声の響き具合を手で感じることで肺や胸膜の異常を類推する
□ 胸水の震え（声音振盪）は感じない
□ 手を当てる面積によって振盪の響きが異なるので体験してみる
□ 手で声音振盪を確認する場合は，"tactile fremitus"，聴診器で
　確認する場合は "vocal resonance" と表現される

□ 患者に息をとめる指示をしたままにしない．
　検者も一緒に呼吸を止めれば忘れない

身体診察記録②（胸部）

診察日：西暦　　年　　月　　日（　　）

診察した所見を記載しなさい

頸部

外頸静脈怒張（－，＋）　内頸静脈拍動（－，＋）

内頸静脈の拍動点：胸骨角からの高さ　　　　cm

静脈圧＝　5（cm）＋　　　　（cm）＝　　　　cmH₂O

算出された値は正常値と比較してどうであったか？

胸部（心臓・血管）

心尖拍動：－，＋（位置：鎖骨中線の内側，鎖骨中線上，鎖骨中線の外側）

心音　心基部［Ⅰ音　＞　＝　＜　Ⅱ音］　心尖部［Ⅰ音　＞　＝　＜　Ⅱ音］

Ⅱ音分裂　［－，＋（呼吸性分裂，固定性分裂）］

過剰心音　Ⅲ音（－，＋）　その他：Ⅳ音（－，＋）など

心雑音　［－，＋（収縮期，拡張期，聞こえる場所：　　　　）］

胸部（呼吸）

胸郭の左右差：［－，＋（右・左）］，変形　［－，＋（右・左）：樽状胸郭，その他　　　　］

呼吸音　聴診　前面：正常，異常（種類：断続性ラ音（水泡音　－，＋（聞こえる場所：　　）

（捻髪音　－，＋（聞こえる場所：　　）

連続性ラ音（笛声音　－，＋　聞こえる場所：　　）

（いびき音　－，＋　聞こえる場所：　　）

胸膜摩擦音（－，＋聞こえる場所：　　）

後面：正常，異常（種類：断続性ラ音（水泡音　－，＋（聞こえる場所：　　）

捻髪音　－，＋（聞こえる場所：　　）

連続性ラ音（笛声音　－，＋（聞こえる場所：　　）

（いびき音　－，＋（聞こえる場所：　　）

胸膜摩擦音（－，＋（聞こえる場所：　　）

声音振盪：右（－，＋）　左（－，＋）

腹部の診察

1. 学習目標

1 腹部にある臓器の解剖生理が理解できる
2 腹部のアセスメントを視診，聴診，打診，触診を一連の診察として理解できる
3 腹部の視診で，腹部の膨隆を評価できる
4 聴診器による腸蠕動音や血管雑音の聴取ができる
5 適切な打診による打診音の違いが理解できる
6 浅い触診および深い触診による腹部の評価ができる
7 患者への声かけや診察のための配慮，羞恥心への配慮ができる

2. 必要物品の準備

□ 擦式手指用アルコール	□ 腹部触診シミュレータ	□ 赤●シール　一人 2 個
□ アルコール綿（聴診器の清拭用）	□ 聴診器（教員用）	□ ビニール袋
□ バスタオル		

3. 演習の進め方

1 ▶▶ 演習方法
　　① 腹部全体の視診
　　② 腹部の聴診：腸蠕動音と血管雑音の聴取
　　③ 腹部の打診
　　④ 腹部の触診

2 ▶▶ 演習のポイント（予習のポイント）
　　① 腹部の解剖学的な位置が推定できる（肝臓，胆嚢，膵臓，脾臓，腎臓，大腸，虫垂の位置など）
　　② 腹部体表区分法を意識したアセスメントができる
　　③ 触診および聴診を行うための部位の選定（分画）ができる
　　④ 聴診器を正しく取扱い，膜面で腸蠕動音を聴取できる
　　⑤ 打診と打診音について理解できる
　　⑥ 圧痛がある患者をみるための圧痛点を選定し触診できる
　　⑦ 演習を行う際は，「**自分がこれから行う診察の内容と診察所見を声に出しながら実施**」する

4. 評価：演習後に自己評価をする

5. 備考

6. 演習の進行

腹部の診察

状況設定例：2～3日前からある軽い右下腹部痛と背部痛を主訴に受診した18歳の男性患者

演習内容および患者への声かけと所見	英語での声かけと所見

状況設定

患者に問診した後にベッド上仰臥位で腹部の診察をする

体表面からみた腹部の分画を視診で確認することができる

腹部診察は，視診・聴診・打診・触診の順に行う

1 患者への問診と説明

（1）主訴と症状を問診する

質問：「今日はどのような症状でこられましたか？」「いつから？」「どんなときに？」

◀))01
"How can I help you today?"
"When did it start?"
"At what kind of times do you get the (symptom) ?"

（2）腹部を診察する旨を説明し了承を得る

説明：「それではベッドに横になってください」「お腹の診察をしますので衣服をゆるめてください」

◀))02
"Please go ahead and lie down on the bed for me." "I'll be examining your stomach, so could you kindly loosen your belt and lift up your clothes for me?"

（3）腹部を十分に露出する（必要な範囲）

2 腹部全体の視診

ベッド上での診察

体表区分の確認　9区分（4区分）

輪郭：平坦，陥没，膨隆

皮膚：発疹，手術痕，静脈怒張

診察のポイント

□ 聴診を先に行う理由は，腸管に少しでも刺激が加わると腸蠕動が亢進すると考えられているため

□ 打診を触診より先に行う理由は，打診で痛みが惹起される場合は触診で余計な苦痛を与えることを避けることができるため

□ 症状を表す 7 つの特徴を意識した問診（OLDCART）
Onset：はじまり，Location：部位，Duration：期間，Character：特徴，Aggravating/Alleviating：悪化させる要因と緩和させる要因，Radiation：広がり，Timing：時期

□ 羞恥心への配慮（腹部～下肢にバスタオルを掛けて，上端を下着等に折りこむ

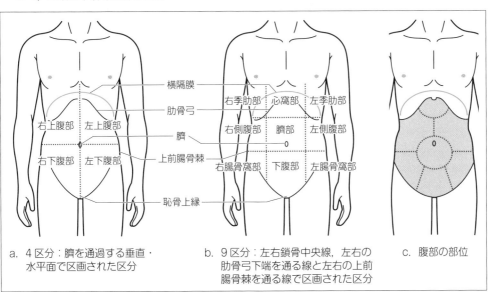

a. 4 区分：臍を通過する垂直・水平面で区画された区分

b. 9 区分：左右鎖骨中央線，左右の肋骨弓下端を通る線と左右の上前腸骨棘を通る線で区画された区分

c. 腹部の部位

図1　腹部の区分

□ 手術痕は重要な情報となる．
□ 一般的常識としては，体表区分は 4 区分あるいは 9 区分で表現されているが，実際の臨床で用いられる認識としては図 1 の c に示した臓器の位置関係のほうが現実的

演習内容および患者への声かけと所見	英語での声かけと所見

3 腹部の聴診

説明：「これからお腹の音を聞きます」「楽に呼吸を
　　　していてください」

（1）聴診器を手のひらで温める

（2）腸蠕動音の聴取（膜面）

① グル音の聴取は 1 〜 2 か所でもよい

② 一般的には 30 秒聴取して 2 〜 5 回聴取できれ
　　ば正常

所見：観察した内容を説明する

🔊 03

"I'll be having a listen to the sound of your abdomen." "Please breathe normally for me."

4 血管雑音の有無（聴診）

（1）腹部大動脈，左右腎動脈，左右総腸骨動脈，
　　左右大腿動脈の血管雑音の有無を聴取する

（2）腹部大動脈は深いため聴診器を押し込むよう
　　に圧迫して聴診する

所見：観察した内容を説明する

**正常例「腹部には手術痕もなく平坦です．腸蠕動音
　　も聴取でき，血管雑音は聴取しませんでした」**

🔊 04

"Inspection of the abdomen revealed a normal appearance with no distention and no surgical scars. Auscultation revealed the presence of normal bowel sounds and no abdominal aortic bruits."

5 腹部全体の打診

（1）腹部全体をサーベイランス

説明：「これからお腹を軽く叩きながら診察します
　　　ので，痛みがある場合は教えてください」

（2）打診音の性質（清音，濁音，鼓音）

（3）肺肝境界の打診

説明：「これから肺と肝臓の位置を確認するために
　　　打診をします」

🔊 05

"Next, I'll be gently tapping on your abdomen. Please let me know if it hurts anywhere."

🔊 06

"Next, I'll be gently tapping again to confirm the positions of the lungs and liver."

診察のポイント

- ☐ 冷たい聴診器を当てると刺激となることと患者に不快感を与える
- ☐ 腹部の診察では**聴診が先**である（打診，触診をすると腸蠕動が亢進する）
- ☐ 腸蠕動音，性状，消失していないか
- ☐ どの腸管部分で発生したグル音も腹部全体で聴取できる
- ☐ 腸蠕動音がはっきりしないときは，2分間*は聴取する．蠕動音が聞かれないときは，麻痺性イレウスを疑う
- ＊（2分の根拠：Innes JA, et al, editors. Macleod's Clinical Examination 14th ed. Elsevier; 2018）

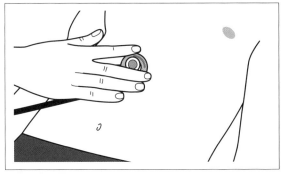

図2 血管雑音の聴診

- ☐ 腹部大動脈において，動脈瘤では雑音の聴取より触診（強く広い拍動の触れ）が診断に役立つ（視診で大動脈瘤が疑われるときは，破裂を避けるために強く押しすぎない）
- ☐ 膜面で血管の上で聴診器を手で少し強く押し当てる

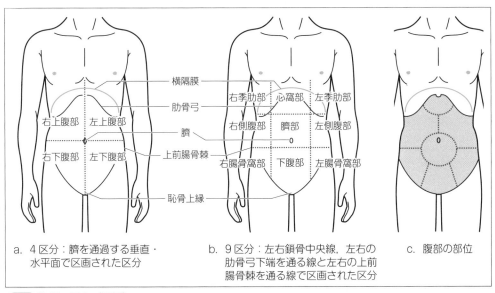

a. 4区分：臍を通過する垂直・水平面で区画された区分

b. 9区分：左右鎖骨中央線，左右の肋骨弓下端を通る線と左右の上前腸骨棘を通る線で区画された区分

c. 腹部の部位

図3 腹部の区分（再掲）

演習内容および患者への声かけと所見	英語での声かけと所見

● シールでマーキングして測定

（4）脾臓：Traube 三角（胃泡音）の確認ができる
① Traube 全体を確認するために 2 ～ 3 か所打診
　する（Traube は脾臓そのものを表すわけでは
　ないが，ランドマークとして有用）
説明：「今度は体の左側を打診しますよ」

◀))07
"Next, I'll be tapping on the left side of the body."

診察のポイント

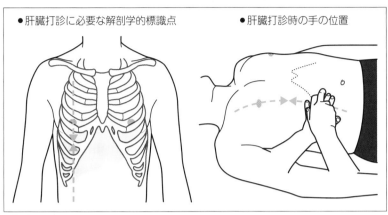

●肝臓打診に必要な解剖学的標識点　　●肝臓打診時の手の位置

図4　肝臓の打診

- ☐ 適切に打診ができる
- ☐ 全体をサーベイランスするためにはもれがないように一方向で打診する
- ☐ 腹部は柔らかいので，患者に接する指をしっかりと密着させて打診する
- ☐ 打診しながら患者の表情で痛みを確認する
- ☐ 問診などで痛みがあることが推測されている部位は最後に打診する
- ☐ 打診音の違いがわかる
- ☐ 肝臓は呼吸性移動があるため，患者に呼吸を止めてもらい，その間に打診する
- ☐ 右下肺野から打診して，肺肝境界を特定する
- ☐ 肝臓は濁音として打診される

- ☐ シールを貼って測定　通常 6 〜 12 cm
- ☐ 15 cm 以上では肝腫大を疑う

- ☐ Traube が濁音の時は，右側臥位で脾臓の触診を行う

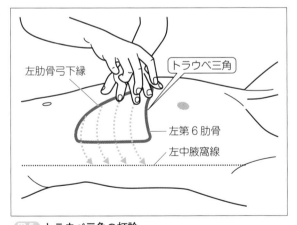

左肋骨弓下縁　　トラウベ三角

左第 6 肋骨

左中腋窩線

図5　トラウベ三角の打診

| 演習内容および患者への声かけと所見 | 英語での声かけと所見 |

（5）腹水がある場合
① 打診をして鼓音がないか確認する
② 側臥位にすると，腹水がある場合は上側で鼓音がする（Shifting Dullness）
③ 波動法で確認することもある
所見：観察した内容を説明する

（腹部の触診）ベッド上
6　腹部の触診
説明：「これからお腹を触ります．痛かったら遠慮せずに教えてください」

◀))08

"Now, I'll be gently pressing on the abdomen. If it hurts when I press anywhere, please don't hesitate to let me know."

1）足をまっすぐにするか膝の下に丸めたタオルを入れて軽く膝を曲げる
2）手をさすって温める

3）腹部の浅い触診
　腹部全体を片手で（利き手）優しく押していく
　腹壁は 1 cm 以上圧迫しない

診察のポイント

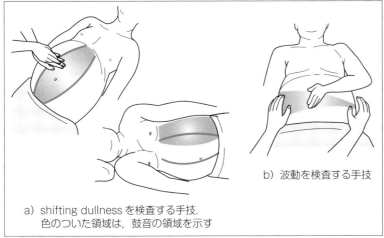

b）波動を検査する手技

a）shifting dullness を検査する手技.
　色のついた領域は，鼓音の領域を示す

図6　腹水の診察

□ 患者にお腹を遮ってもらい，片方から振動を与えたときに反対側に波動が伝われば腹水があることになる

□ 問診などで痛みがあることが推測されている部位は最後に触診する
□ 腹壁の緊張を緩めたい場合は，膝の下に丸めたタオルを入れるくらいで十分である

COLUMN 3
腹部触診の体位について

　日本では，腹部を触診する前に患者さんに膝立てをしてもらう場面が多くみられます．欧米では，足を真っ直ぐにのばすか軽く膝を曲げる程度で腹部の視診・触診をするのが普通です．OSCE の共用試験の本では，腹壁の緊張がある場合は膝の下に枕や丸めたタオルを挿入して軽く膝を屈曲させるよう勧めています．鼠径部の触診では足を真っすぐに伸ばしたほうが悪性のリンパ腫などを見つけやすいので注意して診察しましょう．

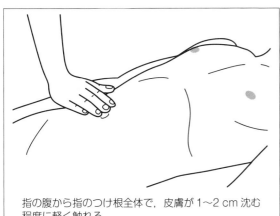

指の腹から指のつけ根全体で，皮膚が1～2 cm 沈む程度に軽く触れる

□ 腹壁や腹腔内の腫瘤，筋緊張のサーベイランス
□ 表面に近い腫瘤があるかなど全体を把握する（大きな子宮筋腫ではおへそ近くの高さまで触れる）

図7　腹部の浅い触診

演習内容および患者への声かけと所見	英語での声かけと所見

4）腹部の深い触診
両手を用いて腹部全体を触診する

5）肝臓の触診
手順：肝臓の触診では，肝臓の硬さ，大きさを評価する．
① 仰臥位で，右の鎖骨中線で臍の高さあたりから指先をこすりあげるようにして，少しずつ上に移動させて肝下縁を触知する
② 腫大の有無，肝辺縁の鋭鈍，硬さ，表面の性状を確認する

説明：「肝臓の触診をしますので，私の号令に合わせて，大きく息を吸って，吐いてを繰り返してください」
「はい，大きく息を吸って，はい，吐いて」（ここで触診する手を入れていく），吸って（ここで肝臓が下がってくるので肝下縁を触ろうとする）」を繰り返す

◀))09

"I'm going to have a feel for the liver now. Could kindly take some deep breaths in and out when I ask you to."
"Deep breath in… and out." (Here place the examining hand in position), "Deep breath in," (Here as the liver moves down, try to feel the liver edge) and repeat moving slowly up the abdomen.

診察のポイント

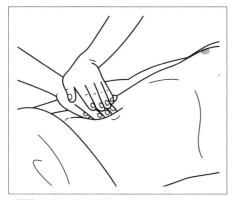

図8　腹部の深い触診

- ☐ 利き手を腹部に当てるほうが鋭敏である
- ☐ 腫瘤の有無は浅い触診のほうがわかる
- ☐ 腎臓も双手診で行う
- ☐ 患者がくすぐったがる場合は，患者の手を一緒に添えてもらって触診する

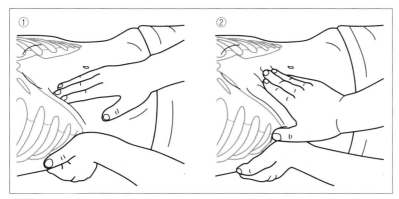

図9　肝臓の触診法

- ☐ 腹直筋を避けて触診する
- ☐ 正常肝では柔らかくほとんど触れを感じない（痩せた人では柔らかく触れることがある）
- ☐ 脂肪肝，慢性肝炎ではやや大きめで硬く触れる．

- ☐ 肝硬変，肝癌では硬度を増し，表面はごつごつしており，心窩部近くで触れる
- ☐ 肝表面がごつごつして硬く，肝臓が萎縮しているときは肝硬変が疑われる

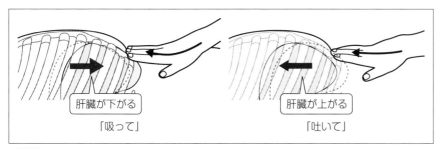

肝臓が下がる　　　　　　　　肝臓が上がる
「吸って」　　　　　　　　　「吐いて」

図10　肝臓の呼吸性移動と触診のタイミング

- ☐ 呼気時に触診する手を深く入れ，吸気に合わせて肝下面を触れようとする
- ☐ 次の呼気時に下がってきた肝臓を下からすり上げるように触知する
- ☐ 肝臓が上がると奥まで手が入る

| 演習内容および患者への声かけと所見 | 英語での声かけと所見 |

6) 脾臓の触診
説明：「右側を下にして横向きになっていただけますか？」「前と後ろから同時に触りますので何かあったら言ってください」

手順：
① Traube の三角の打診が濁音の場合に実施
② 患者を右下側臥位45度の体位にする．検者の膝を軽く当てるなど患者がつらくないように補助しながら診察する
③ 触診の手を臍周囲におき，反対の手を背面におく
④ 息を吐かせたときに脾臓は内側下方へ下がってくるので，触診の手を左外向きにして触れる
⑤ 臍周囲から少しずつ左季肋下へ移動させる

7) 腎臓の触診
正常であれば通常触診しないことが多い

手順：
① 患者の右側より双手診で行う
② 左手は，患者の右の脊柱角のところにおき，右手は腹直筋の外側にあてる
③ 患者に大きく息を吸ってもらい，呼気の際に両手で挟み込むように触診する．反対に回って同様に行う．

説明：「大きく息を吸ってください，はい，吐いてください」

所見：観察した内容を説明する

正常例「浅い触診および深い触診では，痛みもなく腹部に触れるものはありません」「肝臓の辺縁はなめらかで，腫大もありません」「脾臓は触知せず，腎臓も特に問題ありませんでした」

8) 腹痛がある場合
① Blumberg 徴候
腹壁を圧迫したときよりも手を放す瞬間に鋭い痛みを感じる徴候（反跳痛 rebound tenderness）

説明：「これからお腹を押さえますので，痛むときには教えてください」

◀)) 10
"Could you turn onto your side so that the right side of the body is facing down?"
"I'll be gently feeling from the front and the back at the same time, please let me know if there's any pain."

◀)) 11
"Take a deep breath in… and out."

◀)) 12
"The abdomen was soft and non-tender to both superficial and deep palpation, with no abnormal masses detected. The liver edge was soft with no hepatomegaly. The spleen was not palpable and there were no abnormal findings in the kidneys."

◀)) 13
"I'll be pressing down on the abdomen now, so if it hurts at all please let me know."

診察のポイント

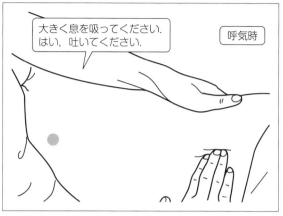

図11 脾臓の触診

□ Traube の三角が縮小あるは不明の時は脾腫のことが多いので，右側臥位で脾臓を触知する（慢性骨髄性白血病などで触れる．チフスなど感染による脾腫は柔らかく，強い触診で破裂の危険があるので，この疑いの時は触診しない）
□ 脾臓は左上腹部から臍へ向かって増大する

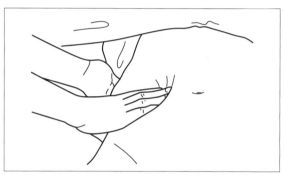

図12 腎臓の触診

□ 触知できた場合は腎臓の腫大が疑われる
□ 圧痛がある場合は，炎症性の疾患を疑う

□ 腹膜炎の所見を疑う場合に診察する
□ 上腹部の圧痛，右下腹部の圧痛

演習内容および患者への声かけと所見	英語での声かけと所見

② 限局性圧痛
★ McBurney の圧痛点
　ランドマークの確認：右上前腸骨棘と臍を結ぶ
　線の下端から 1/3 の点

確認：「おさえたところは痛みますか？」
所見：観察した内容を説明する

◀)) 14
"Does it hurt where I'm pressing?"

急性虫垂炎を疑う所見「患者さんは微熱と腹痛を訴
　え，McBurney の圧痛を認めます．急性虫垂炎
　が疑われます」

◀)) 15
"The patient presents with a mild fever and abdominal pain and is tender at McBurney's point. I suspect acute appendicitis."

9）鼠径リンパ節の触知
観察：腫瘤，圧痛の有無
説明：「これから足の付け根部分を触って，リンパ
　節の腫れがないかを確認しますね」

◀)) 16
"I'll now examine the groin to check if there are any swollen glands."

10）腎臓の背部からの叩打痛（CVA tenderness）
　の確認
説明：「それでは体を起こしてください」「今度は腎
　臓の診察をします．背中のほうから叩きますよ．
　左か右のどちらか痛いですか？」
① 患者を座位にする
② 左手掌を左または右の肋骨脊柱角（CVA）に密
　着させ，その上を右手こぶしで軽く叩き痛みの
　有無を確認する

◀)) 17
"If you could sit up now for me, please. I'll now be examining the kidneys for any tenderness. This involves me gently thumping your back. Does either side hurt right now?"

確認：「痛みが響きませんか？」

◀)) 18
"Is there any pain inside when I tap here?"

診察のポイント

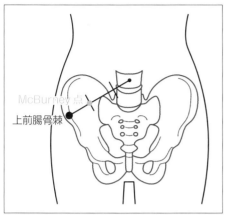

図13 McBurney の圧痛点

□ 圧痛点を触診する際は，最初から指の1本で触れるのではなく，周囲の広い範囲から特定していき，最終的に圧痛が限局する部位を探り当てる
□ 患者の表情も観察しながら押さえる

□ 急性虫垂炎を疑う
□ 他の所見と合わせて緊急の外科的対応も考慮する

□ 外性器に近いため患者さんの羞恥心に配慮し，バスタオルなどを使用し露出を避ける

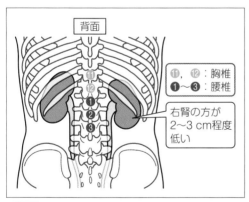

図14 腎臓の位置と肋骨脊柱角（CVA）

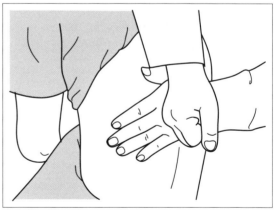

図15 叩打痛の診かた

□ CVA（Costovertebral angle）tenderness（肋骨脊柱角の叩打痛）とよばれる．
□ CVA：左右の腎臓の位置にあたる

□ 叩打痛「こうだつう」があれば異常と判定し，腎盂腎炎を疑う

演習内容および患者への声かけと所見	英語での声かけと所見

11）鼠径ヘルニアの有無

　立位でヘルニアによる膨隆がないかを確認する

説明：「それでは立ってください」「鼠径ヘルニアによる膨らみがないかを確認します」

🔊 19

"If you could kindly stand up for me please, I'm going to check the groin to see if there are any swellings such as a hernia there."

所見：観察した内容を説明する

正常例「鼠径部のリンパ節の腫脹もなく，CVA tenderness はありません．立位での鼠径ヘルニアも認めません」

説明：「これで腹部の診察を終わります」

🔊 20

"There was no groin lymphadenopathy or costovertebral angle tenderness noted.
No groin hernias were detected on examination with the patient standing up."
"That's the end of the abdominal examination"

診察のポイント

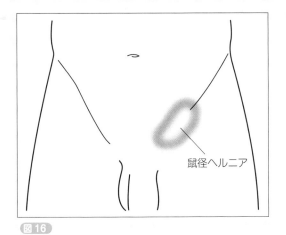

鼠径ヘルニア

図 16

- □ 鼠径ヘルニアによるときは柔らかくピンポン玉大ぐらいに触れる
- □ ヘルニアが視診および訴えで疑われるときは立位でヘルニアの存在が明らかになるので，立位での観察が有用

身体診察記録③（腹部）

診察日：西暦　　年　　月　　日（　　）

腹部全体

視診：腹部膨隆（　−，＋　）　陥没（　−，＋　）皮膚（　　　　　　　　　　　　）

　　　手術痕　（　−，＋　　部位　　　　　　　　　　　）

打診：右季肋部痛（　−，＋　），左側腹部痛（　−，＋　）

触診：浅い触診（腫瘤：−，＋　）　深い触診　圧痛（　−，＋　）

　　　筋性防御（　−，＋　）

　　　マックバーネの圧痛点（　−，＋　）　ブルンベルグ徴候（　−，＋　）

腸音（どこでどんな音が聴こえるか）

聴診：腸蠕動音（　−，＋　）音の種類（　減弱，亢進　）

（水泡音，金属音，その他　　　　　　　　　）

脾臓

叩打診：疼痛（　−，＋　）　触診：腫瘤（　−，＋　）

肝臓

打診：肺肝境界の確認（できた，できなかった）

叩打診：　疼痛（　−，＋　）

触診：肝縦径　　　　cm（右鎖骨中線上と臍部の高さ）

　　　所見：無・有（　　　　　　　　　　　　　　）

　　　肝下縁（　鋭，鈍　）

腎臓

叩打診：疼痛［　−，＋　（右，左）　］

血管雑音（Bruit）

腹部大動脈（　−，＋　）　　　　　腎動脈［　−，＋　（右，左）　］

総腸骨動脈［　−，＋　（右，左）　］大腿動脈［　−，＋　（右，左）　］

神経診察

1. 学習目標

1 脳神経の機能と生理が理解できる
2 脳神経の基本的な診察と評価ができる
3 運動神経系の基本的な診察と評価ができる
4 反射の基本的な診察と評価ができる
5 感覚系の基本的な診察と評価ができる
6 協調運動（小脳運動系）および髄膜刺激症状の診察と評価ができる
7 歩行，起立の診察と評価ができる

2. 実習室準備

擦式手指用アルコール	瞳孔計	筆またはカット綿，ティッシュ
アルコール綿（聴診器の清拭用）	握力計	ルーレット（知覚）
打腱器	舌圧子	トレイ
音叉	ペンライト	ゴミ袋

3. 演習の進め方

1 演習方法
　① 脳神経の診察
　② 運動系（筋力その他）の診察
　③ 腱反射，病的反射の診察
　④ 感覚系の診察
　⑤ 協調（小脳系）運動の診察
　⑥ 髄膜刺激症状の診察
　⑦ 起立・歩行の診察，観察

2 演習のポイント（予習のポイント）
　① 各脳神経が何をつかさどっているか理解している
　② 運動系および筋力テストが実施できる
　③ 反射のしくみが理解できる
　④ 感覚系の分布（神経支配領域）を確認できる
　⑤ 小脳系（協調運動）の機能と生理について理解できる
　⑥ 髄膜刺激症状の診かたがわかる
　⑦ 起立歩行の診かたがわかる
　※演習を行う際は，「**自分がこれから行う診察の内容と診察所見を声に出しながら実施**」する

4. 評価：演習後に自己評価を提出する

5. 注意点：指定された演習時間内にお互いの診察を行う

6. 神経診察の予習：DVD 等の事前視聴による予習をする

7. 演習の進行

脳神経の診察

演習内容および患者への声かけと所見	英語での声かけと所見

打腱器の使い方
① 打腱器の柄を親指と人差し指で軽く保持する.
② 保持したところを支点にして打腱器の重みで回転させて打腱する.
状況設定：**座位**で診察をする

1　脳神経の診察

患者への問診と説明：
「これから神経の診察をさせていただきますので, 説明に合わせて一緒に協力していただけますか？」

◀))01
"I'd like to examine the nervous system now, I'll explain what you need to do as we go along, would that be okay?"

1）Ⅰ（嗅神経）
多くは省略される

2）Ⅱ（視神経）
①視野の検査（対座法）
手順：患者に片目を自分の片手で覆ってもらい, 検者も同じ側の目を閉じて視野を4分割してその中で指を動かしてどの指が動いているか告げてもらう

説明：「片目を閉じて, 私の黒目をじっと見ていて下さい. 指が動いたらどちらか動いた方を指さしてください」
必ず両眼を検査する

◀))02
"Please cover one eye with one hand. Then please keep looking straight into my eye. When you see my fingers wiggling in your field of vision, please point to the side which you saw moving."

所見：観察した内容を説明する

正常例「視野は異常ありません」

◀))03
"There were no obvious visual field defects noted."

②（眼底検査）省略

3）Ⅲ（動眼神経）, Ⅳ（滑車神経）, Ⅵ（外転神経）
（1）眼球運動
説明：「頭を動かさないで, 私の指を目で追いかけてください」

◀))04
"Without moving your head, please follow my finger with your eyes."

① 検者は自分の指を H になるように動かし, 上下左右に動かして眼がついてくるかどうか観察する

診察のポイント

□ 薬指，小指で柄の下側を把持したり緩めたりし
  ながら調節して打腱する．

□ 神経診察では，患者さんに協力してもらうため
  に，やってもらいたい動作をデモンストレー
  ションすることが大切である．患者の協力を得
  られると正確で速い診断につながる

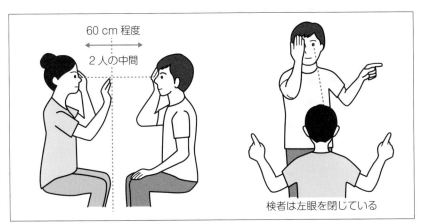

図1 視野検査

□ 検者は，患者と同側の目を閉じて，視野検査の
  範囲を決める．
□ 検者が片目を閉じれない場合は，患者と同様に
  片手で片側の目を覆い，残った指を動かして検
  査する

□ 眼底鏡による検査は省略

□ 眼球がしっかりと動くか観察する
□ 眼前 60 cm 程度で検査する

□ 両手を斜め方向に広げ，対角に片方ずつ指を小
  刻みに動かし，すべての 1/4 視野をチェックする．

演習内容および患者への声かけと所見	英語での声かけと所見

② また，複視がないか（二重に見えないか）尋ねる．また，この時に眼振が出ないかも観察する．

③ 正中位で指を横にして上と下に動かして中央に戻り，最後に指を立てて眉間に向かってゆっくりと近づけて，両眼球内転・縮瞳（輻輳反射）を観察する

所見：観察した内容を説明する

正常例「眼球運動は異常なく複視，眼振も認められません」

◀))05

"Eye movements were normal and there was no diplopia or nystagmus seen."

（2）瞳孔の観察と対光反射

観察項目：

①瞳孔径を測定し，左右差（アニソコリア）を観察

②直接対光反射　③間接対光反射

所見：観察した内容を説明する

正常例「瞳孔は〇mm大で左右差はありません．対光反射も良好です」

◀))06

"The pupils were 〇mm in size and equal on both sides. The pupillary light reflexes were intact."

4）Ⅴ（三叉神経）

（1）顔面触覚（痛覚：触覚）

説明：「触った感じが左右で違わないか教えてください」

顔面感覚（触覚）　毛筆でなでる（左右）

◀))07

"Please let me know if there's any difference in how it feels on either side."

確認：「（左右を比較して）これとこれは同じですか？」

顔面感覚（痛覚）　ルーレット（左右）

◀))08

（Comparing left and right）"Does this feel the same on both sides?"

説明：「今度は少しチクチクしますよ．左右で同じように感じますか？」

所見：観察した内容を説明する

◀))09

"This time it'll feel a bit prickly. Does it feel the same on both sides?"

正常例「1枝，2枝，3枝領域の感覚異常はありません」

◀))10

"The sensation in all three branches of the trigeminal nerve was intact."

診察のポイント

- □ 目に向かって指先から患者に近づけると患者に恐怖心が起こって目を閉じてしまうので，1本指を立てて近づける

- □ 頭頸部の診察で実施した方法と同じ
- □ 間接対光反射は見えにくい．確認したい場合は，間接反射を確認する側の瞳孔にあらかじめペンライトで光を入れる．数秒すると瞳孔が安定する．そのままの状態で直接対光反射の瞳孔側にペンライトを当てると，直接対光反射に遅れて間接対光反射を確認することができる．

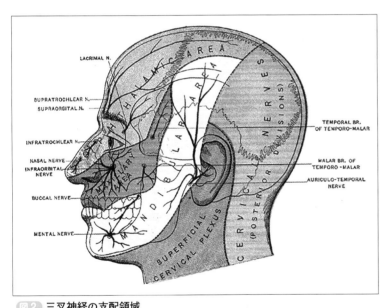

図2　三叉神経の支配領域

- □ 三叉神経は，1枝，2枝，3枝それぞれの感覚，痛覚を確認する
- □ 脳の中に障害部位があると3枝とも障害される（顔面の片方全体）
- □ 筆, ルーレットは上側を軽く把持して, ルーレットの重さを使って軽く動かし感覚をチェックする

- □ 力が入ると圧覚になる
- □ 末梢神経1枝，2枝，3枝の分布を理解する（左右対称に動かす）

演習内容および患者への声かけと所見	英語での声かけと所見

（2）運動；咬筋
① 咀嚼運動を繰り返してもらう
② 左右の咬筋を手指の手掌面で触れて，筋収縮を確認
③ 左右の側頭筋を手指の手掌面で触れて，筋収縮を確認

5）Ⅶ（顔面神経）

（1）前頭筋

説明：「目を上にあげて額にしわを寄せてください」
　　　「上のほうを向いてください」
　　　「眉を上にあげてください」

観察：左右同じように額にしわ寄せできるか観察

🔊 11
"Please raise your eyebrows and wrinkle your brow for me."

（2）眼輪筋

説明：「目をギューッと閉じてください」

🔊 12
"Please close your eyes as tight as you can."
"Scrunch up your eyes as tight as you can."

観察：眼輪筋の麻痺があると目を閉じようとしても白目が残る（兎眼）

（3）口輪筋

説明：「歯をイーっとむき出しにしてください」

🔊 13
"Bare your teeth for me please."

観察：口角の横への開きと鼻唇溝の深さを左右比較する

所見：観察した内容を説明する

正常例「額のしわ寄せもでき，眼もしっかり閉じれています．鼻唇溝にも左右差ありませんので7番の神経に問題はありません」

🔊 14
"The patient was able to wrinkle his brow and keep his eyes closed against resistance.
Similarly, there was no difference in the nasolabial folds on either side. These findings indicate the function of the facial nerve is intact."

6）Ⅷ（内耳神経（聴神経））

会話，指こすりの音，音叉の振動音のいずれかが左右同様に聞こえるか尋ねる

（1）Rinne 試験

音叉を振動させて，耳介後部の乳様突起にあて，音が聞こえなくなったら教えてもらう．次に耳元5cm ぐらい離れたところに音叉を近づけ，聞こえるかを確認する（フォークの向きに注意）

診察のポイント

□　口をあけたり，閉じたりする運動で，物を噛む
　　ときに働く

□　顔面神経は，顔面の表情をあらわす表情筋を支
　　配している
□　額のしわ寄せは，中枢の両側から支配している.
　　中枢の片側障害では正常のまましわ寄せができ
　　る

□　大脳に病巣があると，上位運動神経の麻痺に
　　よって反対側の顔面下部の麻痺（口輪筋）を起
　　こすが，反対側の前額部は障害されない

□　顔面神経核以降の病巣は，下位運動神経麻痺を
　　もたらし，病巣と同側の全顔面神経麻痺（上・下）
　　を起こす

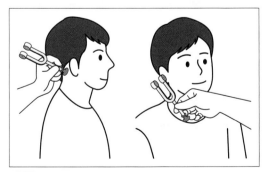

図3　骨導（左），気導（右）（再掲）

□　頭頸部の診察の項，参照
□　音叉の先端を手で叩いて振動を起こす
□　片側ごとに振動を起こして実施する
□　骨伝導がさらに残って感じるか（これが正常）
　　を確認する
□　音が左右の耳に同じように聞こえれば正常
□　内耳神経のうち，蝸牛神経が聴力に関係する
□　音叉の向きに注意（向きによって音の聞こえが
　　弱くなるので前額部に垂直に置く）

演習内容および患者への声かけと所見	英語での声かけと所見

（2）Weber 試験

音叉に振動をあたえ，音叉の根本を額の中央に垂直にあてる．左右の両側に同じように響いて聞こえているかを尋ねる

音叉のフォークの向きに注意する

※正常例，異常例は頭頸部の診察を参照

所見：観察した内容を説明する

正常例「会話も聞こえており，音叉による聴力の確認でも問題ありませんでした．骨導よりも気導のほうがよく聴こえ，異常ありません」

🔊 15

"Air conduction is better than bone conduction, with otherwise normal tuning fork test findings. The patient is also able to hear normal conversation with no abnormalities detected."

7）IX（舌咽神経），X（迷走神経）

観察：軟口蓋の挙上，咽頭後壁の動き，嚥下（咽頭）反射があるかを観察する

説明：「口を開けてア〜といってください」

🔊 16

"Could you open your mouth and say 'Ah' for me please?"

① 咽頭の動きの観察に合わせて「ア〜」と指示する
② 嚥下反射の観察に合わせて「高い声でエ〜」と指示する
③ カーテン徴候の有無を観察する
④ 舌圧子で咽頭後壁に軽く触れると咽頭反射が起こるかを確認する

正常所見「軟口蓋の動きに異常はありません．カーテン徴候も認めず，咽頭後壁に異常ありません．咽頭反射も正常にあります」

🔊 17

"There is normal movement of the soft palate, with a negative curtain sign and no other visible abnormalities of the pharynx. The gag reflex is also present as normal."

8）XI（副神経）胸鎖乳突筋，僧帽筋の挙上

① 首を右（左）に傾けてもらい，患者が顔を向けた側の顎に手を当て，反対側の手を肩に置く
② 抵抗する力を加える

説明：「顔を横に向けてください．力比べですよ」
「反対を向いてください」
「同じように力比べをします」

🔊 18

"Now I'm going to ask you to turn your head to the side and I'll compare the strength on each side." "Now turn to the other side."

所見：観察した内容を説明する

正常例「力の左右差もありませんでした」

🔊 19

"The patient demonstrated equal strength on both sides."

診察のポイント

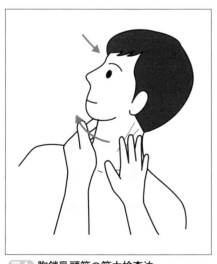

図4 胸鎖乳頭筋の筋力検査法

□ 抵抗する力を評価しながら胸鎖乳突筋の
　 萎縮がないかを確認する

演習内容および患者への声かけと所見	英語での声かけと所見

③説明：「肩を下のほうへ押すので，それに対抗するように肩を挙げてください」「ちから比べですよ」

◀)) 20
"I'm going to press down on your shoulders and I'd like you to oppose me by shrugging your shoulders so that I can compare the strength on each side."

9) Ⅻ（舌下神経）

観察：真っ直ぐに舌を出せるか（挺舌），舌の偏倚，舌の萎縮の有無，萎縮した舌の表面にでる線維束性収縮という動き（さざ波が打つような細かな動き）の有無も観察

説明：「舌を真っ直ぐ出してください」

所見：観察した内容を説明する

正常例「舌も出た状態で正中にあり萎縮もありません」

◀)) 21
"Could you stick your tongue out of your mouth as straight as you can please."
"The patient is able to extend the tongue straight and there is no visible atrophy."

2　運動系の診察

患者にやってほしい動作は一緒にやって見せて，患者の協力を得ると診察がすばやくできる

1）上肢の筋トーヌスの確認

手順：両上肢を把持し，曲げ伸ばしをして力を抜かせ，肘と手首の抵抗がないかを見る

① リラックスさせ，手を膝の上に置いてゆったりとしてもらう

② 筋強剛がないか判定：右も左も同時に行う（または手首は別々に）行う（両肘→両手首）

説明：「腕を動かしますので，力を抜いてリラックスしてください」

正常例「筋硬直はありません」

◀)) 22
"I'm going to move your arms now, please relax completely and let me move your arms."
"There was no evidence of increased muscle tone or rigidity."

2）視診

観察：不随意運動の有無，静止時振戦や姿勢振戦がないかを観察．上肢と同様に下肢の振戦がないかも確認する．

診察のポイント

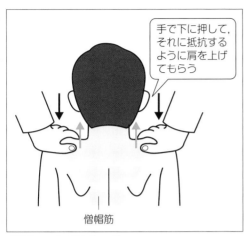

図5　XI（副神経）の診かた

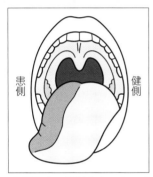

図6　右下神経麻痺による舌の偏倚

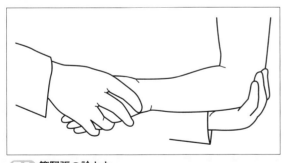

図7　筋緊張の診かた
患者の前腕を図のごとく保持し力を抜かせ，受動的に前腕を回内，回外させて，その抵抗をみる

□ 運動は，錐体路，運動神経核，運動神経，筋肉すべてが正常の時に最大の力がでる．筋力が落ちているときは，これらのいずれかの部位の障害による
□ パーキンソン病などでは動かすときに抵抗があり，静止時にも不随意運動がみられる

演習内容および患者への声かけと所見	英語での声かけと所見

説明：「手のひらを上に向けて膝の上においてください」
「今度は手のひらを下にした状態でまっすぐに出して，そのままにしてください」

🔊 23
"Please rest your hands on top of your knees, with your palms facing up and let your hands relax there."
"Now extend your hands out in front of you with the palms facing down and keep them as still as you can."

正常例「静止時振戦や姿勢振戦は認めません」

🔊 24
"There was no visible resting or postural tremor."

3）上肢のバレー
説明：「手のひらを上に向けて両手を挙げ，目を閉じてください」

🔊 25
"Please raise both your arms forwards and turn your palms so that they face the ceiling. Now keep this position and close your eyes."
"Barre's sign was negative."

正常例「バレー徴候に異常はありません」

4）筋萎縮
観察：小指球筋，母指球筋，前腕など．必要なときは，全身の筋の観察を行う
説明：「手を見せてください」と説明し手も裏表ともに確認する

🔊 26
"Please let me have a look at your hands."

正常例「母指球筋，小指球筋などの萎縮はありません」

🔊 27
"There was no visible atrophy of the thenar or hypothenar eminences."

5）握力
握力計を渡して，片方の手で強く握ってもらう．両方とも測定する．

診察のポイント

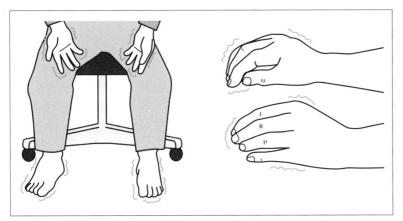

図8 下肢振戦（左），手指振戦（右）

- □ 甲状腺機能亢進による振戦を観察する場合，手をまっすぐに出した状態で紙を乗せると震えが観察しやすい

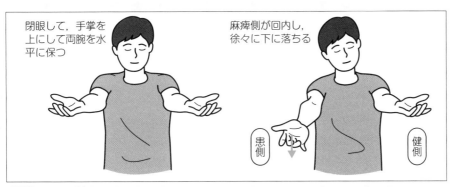

閉眼して，手掌を上にして両腕を水平に保つ

麻痺側が回内し，徐々に下に落ちる

患側　健側

図9 Barré 徴候

- □ 麻痺があると麻痺側が**回内**しながら腕が下がってくる（あるいは水平にあげられない）
- □ 筋肉の病気，ALS などでは全身の筋萎縮の観察がいる．

- □ 握力計で，kg で表現

演習内容および患者への声かけと所見	英語での声かけと所見

6）筋力テスト

患者にやってほしい動作は検者がその動作をやって見せて，患者の協力を得る

説明：「これから筋力の診察をするので，説明する通りに力を入れてください」

◀)) 28

"Now I'd like to test the strength of your muscles; please follow my instructions carefully."

① 三角筋：

説明：「両手を水平に挙げてください」

「私が力を入れるので抵抗するように思い切り力を入れて抵抗してください」
左右の腕を上から押す

「力比べですよ」
「1・2の3」

◀)) 29

"Please raise both of your arms parallel with the floor."
"I'm going to try to move your arms, please try to resist me and keep your arms from moving as strongly as you can."

◀)) 30

"I'll be comparing both sides" "One, two …and three."

② 上腕二頭筋：最初に患者の両肘を曲げさせる

説明：「両方の肘を曲げてください」

「私が手を伸ばそうとしますから，力いっぱい肘を曲げようとしてください」右→左

◀)) 31

"Please bend your elbows. I'll try to straighten your arms, but please try to stop me from doing so with all your strength."

③ 上腕三頭筋：最初に患者の両肘を伸ばさせる

説明：「次に肘を伸ばしてください」
「私が肘を折り曲げようしますから，しっかり肘を伸ばそうとしてください」右→左

◀)) 32

"Now, straighten your elbow and don't let me bend it." "Strong as you can, stop me bending your elbow."

診察のポイント

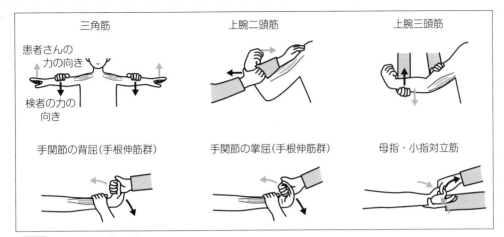

図10 **上肢の主な筋に対する MMT**
＊あらゆる筋に対して MMT を行えるが，ここでは代表的な筋について示す（検者が右利きの例）

- □ MMT は 6 段階で評価する
  - 5（normal）：強い抵抗を加えても運動可能
  - 4（good）：重力および中程度の抵抗を加えても関節運動が可能
  - 3（fair）：重力に逆らって関節運動が可能であるが，それ以上の抵抗を加えればその運動は不能

  - 2（poor）：重力の影響を除去すれば，その筋の収縮によって関節運動が可能
  - 1（trace）：筋収縮はみられるが，それによる関節運動はみられない
  - 0（zero）：筋収縮が全くみられない

- □ 肘よりも上に抵抗を加える（近位筋）．末梢側を押すと抵抗する力は発揮できない
- □ 患者の肩口を左手で押さえ，右手で患者の前腕遠位端を握って肘関節を伸展し，抵抗する筋力をみる．筋力が低下しているときは C5,6 レベルの障害
- □ 中位筋

- □ 患者に肘を伸ばしてみせる
- □ 左手は肘窩にあて，右手で前腕遠位端を持ち，肘関節を屈曲して抵抗する筋力をみる．筋力低下しているときは，C7 レベルの障害

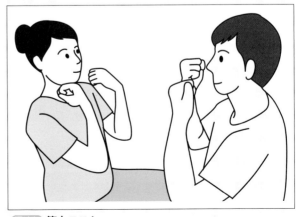

図11 **筋力テスト**

演習内容および患者への声かけと所見	英語での声かけと所見
④ 手根伸筋群（手関節の背屈）：両手はげんこつを握らせて背屈させる 説明：「最初にげんこつを握って手を上げるようとしてください」「私が手首を手掌側に曲げようとするので負けないようにしてください」「力比べですよ」	🔊 33 "Now make a fist, and try to bend your wrist up, I'll compare both sides."
⑤ 手根屈筋群（手関節の屈曲） 説明：「今度は手を下げようとしてください」「私が手首を伸ばそうとするので負けないようにしてください」「力比べですよ」	🔊 34 "Now try bending the wrists down."
正常例「上肢の筋力に問題はありませんでした」	🔊 35 "The muscle power was normal throughout."
※ベッドに休ませて下肢の診察をする. 説明：「今度は足の筋力の検査をしますので，ベッドに仰向けで横になってください」	🔊 36 "Now I'll test the strength of your legs. Please lie down on the bed facing up to the ceiling."
⑥腸腰筋：膝を90度に曲げてもらい，大腿をお腹のほうへ引き寄せる力をみる. 説明：「膝を90度曲げてください．お腹のほうに膝をぐっと力を入れて近づけてください．私と力比べをします」右→左	🔊 37 "Bend your knee to 90 degrees. Try to bring your knee up to your stomach as hard as you can, I'll try to stop you and compare our strength."
⑦大腿屈筋群：膝を立てさせ，左手はかるく膝に添える程度にする．患者には伸ばさせないように抵抗させる 説明：「今度は膝でぐっと下肢を折り曲げるようにしてください．私と引っぱりっこをしましょう」	🔊 38 "This time, bend your knee as tight as you can. I'll try my best to straighten the knee, please resist me." "Don't let me straighten the knee."

診察のポイント

- ☐ 手関節の背屈，指の進展や前腕の回外に働く
- ☐ 手首を痛めないように握らせる

- ☐ げんこつを握った手を掌屈させ，検者は屈曲した手を下からすくい上げようとして抵抗する力をみる
- ☐ 手関節の掌屈，指の屈曲や前腕の回外に働く
- ☐ 遠位筋

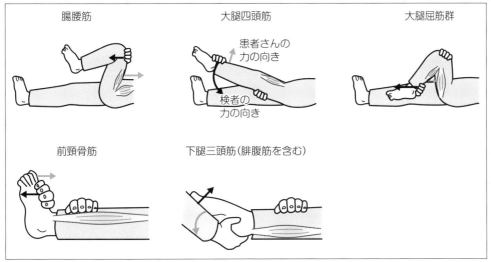

図12　下肢の主な筋に対する MMT

＊あらゆる筋に対して MMT を行えるが，ここでは代表的な筋について示す（検者が右利きの例）

注意：重力が加わった状態で，6 段階で筋力を評価するためには，腸腰筋，大腿四頭筋，前脛骨筋は座位，下腿三頭筋は立位，大腿屈筋群は腹臥位で行う

- ☐ 股関節の屈曲および外旋を行う，姿勢保持する筋でもある

- ☐ 大腿二頭筋，半腱様筋，半膜様筋などを収縮させて膝の屈曲を行う
- ☐ 右手で患者の下腿遠位部を握り，引き伸ばそうとする．患者には伸ばさせないように抵抗させる

- ☐ 大腿前面に手を当て，股関節を伸ばす方向へ力を加え，抵抗する筋力をみる

演習内容および患者への声かけと所見	英語での声かけと所見

⑧ 大腿四頭筋：左手を患者の大腿部の下（膝より
の上に）にいれ，右手で膝を屈曲させようとす
る力を入れる

説明：「今度は私が膝を曲げようとするので，足を
折れまげさせないようにしっかりと伸ばしてく
ださい」

🔊 39

"Now, try to kick out and straighten the knee, I'll resist you."

⑨前脛骨筋：足を背屈するように力を入れてもらい，
検者は足を底に伸ばすように抵抗を加える

説明：「足をそっくり返るようにしてください」「足
首を伸ばそうとするので，負けないようにして
ください」

🔊 40

"Now try to pull your heel towards your bottom, don't let me stop you."

⑩下腿三頭筋：踵の下に手をおき足を底屈させる

説明：「車のアクセルを踏むように足先を伸ばして
ください」「足首を曲げようとするので，負け
ないようにしてください」

🔊 41

"Now press down with your feet from the ankle, as if you were pushing down a car pedal."

所見：観察した内容を説明する
正常例「筋力はすべて正常でした」

🔊 42

"The muscle power was normal throughout."

3 反射・感覚・協調運動 座位で実施
リストを効かせてハンマーで叩打する
① リラックスさせる
② 力が入らないように患者の手を診察する側に預
けさせるなどの工夫がいる
③ 何度も叩くと腱反射の疲労が起こり確認できな
くなる

1）腱反射
反射を観察するときは，検者が観察したい箇所を動
かしながら検査手順を説明する
（1）上肢（実施順に掲載）
① 右上腕二頭筋反射：二頭筋の**腱の起始部**を押さ
えてハンマーで叩く

説明：「これから（打腱器で）叩いて診察をします」
「腕の力をだら～っと抜いて，私に腕を預けて
ください」

🔊 43

"Now, I'll be testing your reflexes by tapping gently with this device (tendon hammer). Please completely relax your arm, let it go floppy, let me take the weight of your arm."

診察のポイント

- □ 大腿直筋と三つの広筋で構成され，大腿の前面と側面を覆う．膝関節を強く伸ばすときに働く

- □ 脛骨の外側で足を背屈させる．この筋が麻痺すると下垂足となる
- □ "try to stop me" でも " don't let me stop you" でもよい

- □ ふくろはぎの筋で，腓腹筋とヒラメ筋で構成される．背伸びするときに働く筋

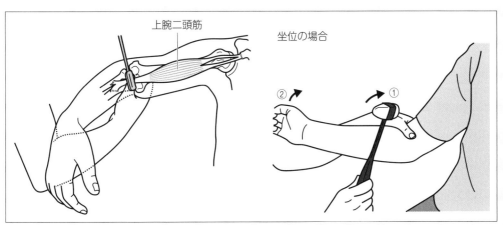

図13 上腕二頭筋反射

- □ 反射中枢は C5（C6）
- □ 軽く肘を曲げさせたほうが反射はでやすい．あるいは，肘をもたれさせずに軽く屈曲したままで打腱してもよい

- □ リラックスさせることがコツ

演習内容および患者への声かけと所見	英語での声かけと所見

② 右上腕三頭筋反射：肘関節を約 90° 屈曲し，肘
  から 3 〜 4 cm 上をハンマーで叩打する
説明：「今度は外側をみますよ」

◀)) 44
"Now we'll check the other side, please relax,
let the arm go floppy again."

③ 左上腕二頭筋反射
④ 左上腕三頭筋反射
⑤ 右腕橈骨筋反射：手首から 2 〜 3 cm 上のとこ
  ろを叩打する（前方 1/3 のところ）. 直接打腱
  すると痛いので，検者の親指を添えてその上を
  打腱する.
説明：「次は手首のところを見ます」

◀)) 45
"Now same again near your wrist."

⑥ 左腕橈骨筋反射
所見：観察した内容を説明する
正常例「反射はどれも異常ありません」

◀)) 46
"Deep tendon reflexes were present and
normal throughout."

（2）病的反射
説明：「今度は指の反射をみますね」
  「指を貸してください」

◀)) 47
"Now I'll check the reflexes in the fingers.
Please relax and let me move the fingers."

⑦ 病的反射：ホフマン
  検者の親指で，患者の右中指を持ち上げて，検
  者の利き手の親指で手掌側にはじく
⑧ 病的反射：トレムナー
  ホフマンの観察をしたままで，患者の右中指を
  下からはじき上げる
⑨ 左のホフマン・トレムナー

正常例「病的反射はみられませんでした」
  「トレムナー反射がごくわずかにみられますが，
  両方なので正常の範囲です」

◀)) 48
"There were no pathological reflexes
demonstrated."
"Tromner's sign appeared very slightly positive,
but as this was the same on both sides this is
within normal limits."

診察のポイント

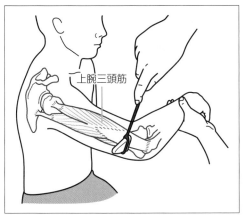

□ 反射中枢は C7

図14 上腕三頭筋反射

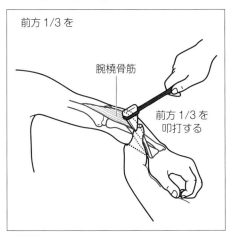

前方 1/3 を

腕橈骨筋

前方 1/3 を
叩打する

□ 反射中枢は C6

図15 腕橈骨筋反射

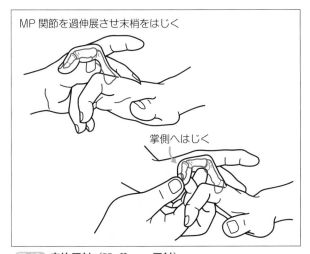

MP 関節を過伸展させ末梢をはじく

掌側へはじく

図16 病的反射（Hoffman 反射）

演習内容および患者への声かけと所見	英語での声かけと所見

2) 下肢の腱反射　ベッドに臥位で診察

（1）膝蓋腱反射

説明：「ベッドに横になってください」

　　「膝の反射を見るので，膝を立ててください」

手順：

① 膝蓋の下の関節裂隙は楕円形に窪んでいるので，触って確認する

② 膝関節が120〜150度の角度になるようにし，腱起始部をハンマーで叩く

③ 麻痺がある場合は，検者の左腕をひざ下に滑り込ませ，下肢を軽く持ちあげて打診してもよい．ただし，曲げすぎると出現しにくい

🔊49

"Okay please lie down on the bed and bend your knees up and relax.
I'm going to check the knee reflex now."

（2）アキレス腱反射

① カエルのように足を軽く外に開いて膝を曲げさせ，足をやや背屈（検者が足の裏でわずかに力をいれ）させて叩打する

③ 靴擦れする高さを目安にするとわかりやすい

正常例「左右とも腱反射に異常はありません」

※腱反射が確認しにくい場合

Jendrassik（イエンドラシック）手技：両指を組ませて『「1,2,3」で引っぱってください』と指示し意識を集中させることで患者の抑制が抜ける

説明：「私のように両方の指を組んでください」

　　「1,2,3の合図で引っぱってください」

🔊50

There were no abnormalities seen in the deep tendon reflexes which were all present."

🔊51

"Please bring the fingers of both hands together like this. I'd like you to pull on the count of 3."

診察のポイント

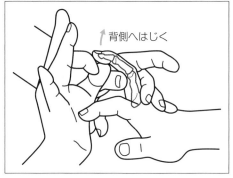

□ 母指が屈曲すると異常と判定する（病的反射＋）
□ 正常な人でもホフマン，トレムナーなどわずか
　　に出ることがあるが，両側の場合は異常なしと
　　するが，明らかな左右差があるときは病的な意
　　味をもつ

図17 病的反射（Trömner 反射）

↑背側へはじく

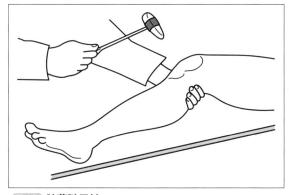

図18 膝蓋腱反射

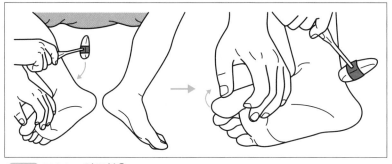

図19 アキレス腱反射①

□ 膝を屈曲，外旋させ足を軽く背屈させて，ハン
　　マーでアキレス腱を叩く
□ 正常であれば足部が底屈する

演習内容および患者への声かけと所見	英語での声かけと所見

（3）病的反射：バビンスキー

説明：「これから足の裏をこすります．くすぐったいかもしれませんが，我慢してください」

手順：

① 右足の足の裏をこする．足底の外側を踵側からこすりあげ，第2指までで止める

② 足の指が底屈する反射は正常であり，陰性となる

③ 母指が背屈し開扇すればバビンスキー陽性となる．錐体路障害を示す兆候である

正常例「屈曲気味ですが正常反射です」

🔊 52

"Now I need to gently scratch the sole of the foot. It may tickle a bit but please try to bear it."

🔊 53

"The toe plantarflexes indicating a normal plantar reflex."

（4）病的反射：チャドック

説明：「今度はここを（触れて）こすります」

手順：

① 右足の外果の下を後ろから前にこする

② 母指の背屈がみられれば陽性

　左足のバビンスキー・チャドックを実施

正常例「反射は全く正常でした」

🔊 54

"Now I'm going to gently scratch along here."

🔊 55

"The reflexes are entirely normal, with no pathological reflexes seen."

3）感覚の検査　ベッドに臥位で実施

説明：「起き上がって座ってください」

「これから感覚の検査をします」

（1）触覚と痛覚　上肢（左右順番に）

🔊 56

"If you could now sit up in the bed for me, I'll go ahead and test your sensation."

診察のポイント

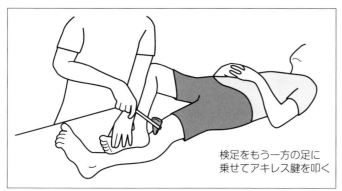

検足をもう一方の足に
乗せてアキレス腱を叩く

図20 アキレス腱反射②

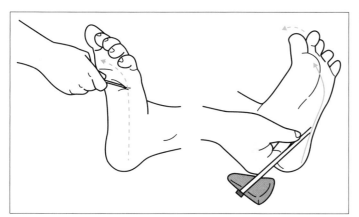

□ バビンスキー反射などの病的反
　射は，麻痺があるときは麻痺側
　に出る

図21 病的反射（バビンスキー反射）　陰性（左），陽性（右）

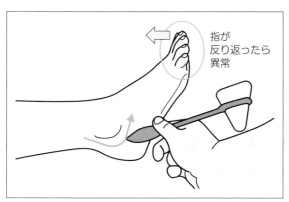

指が
反り返ったら
異常

図22 病的反射（チャドック反射）

□ 筆やルーレットはそのものの重さで動かす
□ 片側での左右差はないか．途中で感覚がないと
　ころはないか

□ くすぐったいだろうと患者に慮って筆やルー
　レットを押してしまうと圧覚を診ていることに
　なるので注意する

演習内容および患者への声かけと所見	英語での声かけと所見

手順：
① 筆を使って，右と左，上から指先まで，内側と外側を比較しながら触覚を確認する
② ルーレットで右と左，上から指先まで，内側と外側

確認：「これとこれは同じですか？」

◀)) 57
"Does this and this feel the same?"

③ 腹部の表在知覚：腹のあたりで左右，上から下と感覚が正常か観察する．腹壁をこすって，その部分の腹壁の収縮をみる．正常だと擦過した側の腹筋が収縮する

（2）触覚と痛覚　下肢（左右順番に）
説明：「今度は足のほうの検査をします」

◀)) 58
"Now I'll examine the sensation in the legs."

手技：
① 筆で，右と左，上から指先まで，内側と外側
② ルーレットで，右と左，上から指先まで，内側と外側に触れて行い，違いがないか尋ねる

確認：「これとこれに違いはありますか？」

◀)) 59
"Is there any difference between this and this?"

所見：観察した内容を説明する

正常例「上肢・下肢の触覚は特に異常もなく，痛覚にも問題ありませんでした」

◀)) 60
"Sensation in the upper and lower limbs is intact, with no abnormalities in pain sensation."

（3）振動覚：振動を確認してもらう（手の親指）
手順：
① 目を閉じてもらい，音叉を振動させ，末梢で振動がわかるかを確認する
② 振動させている音叉を握ることで振動を消し，振動がないことがわかるかも確認する
③ 指先でわからない場合は，わかるところまで，外果，膝蓋骨，腸骨，胸骨など上位にさかのぼる．
④ 左右の内果に普通の振動がわかるかを確認
⑤ 音叉の振動を小さくして確認する
⑥ 音叉を直して叩きなおして膝の下（すね），腸骨棘で確認する（足で異常なときは）

説明：「これから音叉をあてます」
　　　「振動はわかりますか？」
正常例「振動覚の異常はありません」

◀)) 61
"Now I'll place the tuning fork on your legs."
"Can you feel the vibration here?"
"The vibration sense was intact throughout."

（4）位置覚：足の指を上向き下向き真ん中にして，どの位置にあるかを言わせる
① 第1指と第3指を左右に広げ，反対の指で第2指を横から挟むようにもって上下に動かす
② 上，下，真ん中の位置に動かしてオリエンテーションを行う．

診察のポイント

□ 腹壁反射は脊髄障害で問題となる

□ 片側での左右差はないか．途中で感覚がないと
ころはないか

□ 強めの振動と弱めの振動の両方を確認する（正
常な人でわずかにわかる弱い振動を把握してお
く）

□ 一回一回指を上下にゆるめてから動かす（患者
が意識しないように）
□ 親指だと動かす方向を推測しやすいので，第 2
指で実施する

演習内容および患者への声かけと所見	英語での声かけと所見
説明：「これから指を動かしますので，指がどの位置にあるかを教えてください」	🔊 62 "Now I'll be moving your toe. Please tell me whether I've moved your toe up or down."
所見：観察した内容を説明する **正常例「左右とも位置覚は正常です」**	🔊 63 "Proprioception was normal bilaterally."

（5）複合感覚

4）協調運動（小脳）座位で実施
患者に実演しながら説明したほうが理解しやすい
（1）上肢：回内・回外運動（きらきら星）

説明：「こうやって手首をできるだけ早く動かしてください」	🔊 64 "Please rotate your wrists back and forth like this." （demonstrate for the patient）

（2）上肢：指鼻試験（左右）
手順：
① 指鼻試験の時に，検者のターゲットの指を動かす
② 患者が腕を伸ばさないと届かない位置で行う
③ 検者の指は少しずつ位置が変わるので，それに合わせて指をつけるように説明する
④ 3〜4回繰り返す

説明：「人差し指を私の指に触って，それから自分の鼻の先に触ってください．これを繰り返してください．場所も変えます」「反対です」 左→右	🔊 65 "Using your index finger, touch my finger, then touch your nose, then my finger again and repeat. I'll be moving my finger around. Now with the other hand."

臥位になる

説明：「それでは今度は横になってください」	🔊 66 "Okay, now if you could go ahead and lie down for me please."

診察のポイント

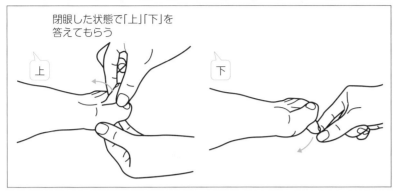

図 23　運動覚の検査

□　二点識別など今回は省略

□　拮抗運動

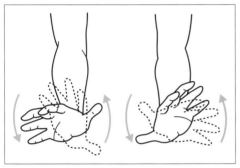

図 24　手回内，回外検査
両手をできるだけ速く回内，回外させる
（DeMyer W. Technique of the Neurologic Examination）

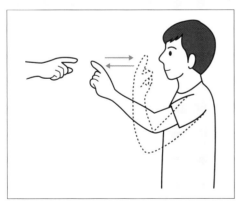

図 25　鼻指鼻試験

演習内容および患者への声かけと所見	英語での声かけと所見

（3）下肢：膝踵試験

説明：「踵で反対の足の脛の上を落ちないように4
　　　〜5回こすってください」

🔊 67

"Place the heel of your left foot on your right knee. Now slide the heel smoothly down along the leg to your ankle and repeat this four to five times without letting your heel fall off the leg."

正常例「協調運動はすべて正常でした」

🔊 68

"Coordination was normal throughout."

4　髄膜刺激症状・歩行
1）髄膜刺激症状　臥位のままで実施
（1）項部硬直

説明：「頸の力を抜いてください．左右，前後に首
　　　を曲げますが力は抜いたままでいてください」

手順：
① 枕を外し，首を左右に揺らして抵抗がないこと
　を確かめる
② 頭の下に両手を入れてゆっくりと持ち上げ前屈
　させる．抵抗がなければ硬直はなしと判断
③ 頭を持ち上げたときに抵抗があれば髄膜刺激症
　状（項部硬直）ありと判断する

🔊 69

"Try to relax your head and neck. I'm going to turn your head to either side, forwards and backwards ? try to keep relaxed through the whole process."

（2）ケルニッヒ徴候

説明：「次に膝のところで足を90度にしてくださ
　　　い」

手順：
① 患者を補助して膝を90度に曲げさせる

説明：「このままの状態で膝を伸ばしていきますの
　　　で，痛かったら教えてください」
② 膝を90度から135度まで伸ばすときに痛みや
　抵抗がないか検査する
② 抵抗があり伸ばしにくいあるいは痛みがある時
　は髄膜刺激症状がありと判断し，ケルニッヒ徴
　候陽性となる．

🔊 70

"Now please bend your knees to 90 degrees."

🔊 71

"With your leg in this position, I'm going to try to straighten the knee, please let me know if there's any pain at all."

診察のポイント

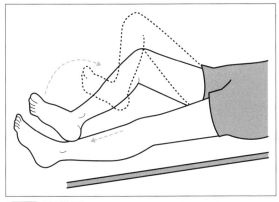

□ 検者が，患者の左右の足をすねの上に置き，片方のかかとで，上下にすねをこするように動かしてみせる
□ 小脳の異常があると，踵が足からずり落ちる，あるいは左右にゆれる

図26 膝踵試験

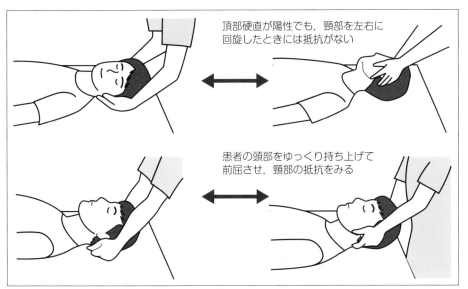

頂部硬直が陽性でも，頸部を左右に回旋したときには抵抗がない

患者の頭部をゆっくり持ち上げて前屈させ，頸部の抵抗をみる

図27 髄膜刺激症状の診かた

□ 座位で確認する場合は，あごを胸につけるように前屈してもらう

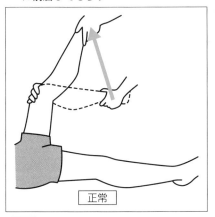

正常

図28 ケルニッヒ徴候の診かた

演習内容および患者への声かけと所見	英語での声かけと所見
確認：「痛みはありませんか？」右足→左足 正常例「痛みや抵抗もなく，髄膜刺激症状はありません」	◀))72 "Is there any pain?" "There is no pain or resistance to passive stretching of the nerves, indicated that there are no signs of meningism."
2）起立・歩行　体を起こして立位で実施 説明：「これからいくつか歩く検査をします」 （1）歩行の確認：ふらつきや向きを変えるときに（on turns），小脳疾患では倒れそうになる．歩行の際の姿勢・歩行のリズム，早さ，足幅に注意を払う） 説明：「私のようにまっすぐに歩いて，ターンして戻ってください」	◀))73 "Now, I'd like to examine your gait." or "Now, I'd like to see how you walk." ◀))74 "Just as I demonstrate, please walk straight forwards, turn around and walk back."
（2）つぎ足歩行：この検査で倒れる患者がいるので，いつでも支えられるように，検者は手を広げ安全に対応して行う．特に向きを変えるときにふらつきなどがでやすい（入室時の観察が参考になる） 説明：「踵とつま先を一直線にしながら綱渡りのように歩いてください」	◀))75 "Please walk heel-to-toe as if you were walking on a tightrope."
（3）片足立ち　揺れないで10秒ほどたっておられるかを検査する．片足ずつ 説明：「私のように片足立ちをしてみてください」 「反対もお願いします」	◀))76 "Try to stand on one leg for me, just like this." "Now the other side, please."
（4）Romberg試験 説明：「両足をそろえて立って静かに目を閉じてください」15秒程度 手順： ① 患者が転倒しないようにいつでも補助できるような体勢で見守る ② 深部感覚障害の場合，動揺が激しくなる ③ 右の前庭障害であれば，右に倒れそうになる （5）Mann's テスト 説明：「片方の足の踵にもう片足の足先をつけて，立ってください．ふらつきそうでしたら両手を広げてバランスをとっても良いですよ」5秒程度	◀))77 "Please stand up straight with your feet together and then gently close your eyes." ◀))78 "Please the heel of one foot against the toes of the other and try to stand still. If you feel unsteady, you can bring your arms out to the side to help you balance."
正常所見例「歩行テストには異常はありませんでした」など	◀))79 "Examination of the gait revealed no abnormal findings."

診察のポイント

- □ 小脳の病気の場合，歩行時に左右によろけたり，つぎ足歩行，片足立ちができなくなる
- □ 小脳疾患の歩行は，酔っ払いのように千鳥足になる．酩酊歩行と呼ばれる
- □ 耳鼻科疾患が原因でのふらつきや，脊髄の後索の障害による失調では陽性になる

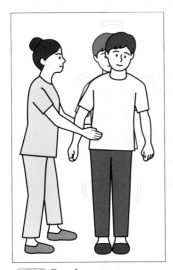

図 29　Romberg test

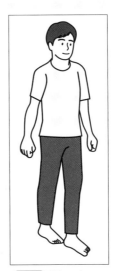

図 30　Mann's test

身体診察（全身）の手順

全体および顔頭頸部の視診，顔貌，表情を視診

顔面

上眼瞼の浮腫の有無．　眼球結膜の黄染．　眼瞼結膜の貧血．　瞳孔，対光反射．　聴力．

□唇，□腔内：咽頭後壁・軟□蓋・扁桃腺，舌　の診察

頸部

頸部リンパ節の触知（浅部リンパ節，深部リンパ節，鎖骨上窩）

甲状腺の視触診

頸動脈雑音の聴取

外頸静脈怒張の評価（内頸静脈拍動の評価）

腋窩リンパ節の触知

胸部

心臓の視診，触診，聴診

　　心尖拍動　　位置と大きさ

　　心音聴取（Ⅰ音とⅡ音，Ⅲ音），A 弁→ P 弁→ Erb → T 弁→ M 弁，心雑音の有無

肺野

　前胸部の視診および評価（呼吸器），打診および聴診（呼吸器）

　背部の視診，打診，聴診（呼吸器），触診（声音振盪を触れる）

　　聴診：　正常呼吸音の聴取

　　　副雑音の有無　　　　　　　　　　　　　　　……ここまで座位

腹部：　視診，聴診，打診，触診

視診　腹部の膨隆を評価

聴診　聴診器による腸蠕動音や血管雑音の聴取

打診　腹部全体：適切な打診による打診音の違い

　　　肺肝境界

　　　Traube の確認

触診

浅い触診および深い触診

肝臓の触知

　腫瘤の有無

圧痛の有無，McBurney の圧痛点

鼠径リンパ節の触知

下肢の診察

浮腫，足指の観察，血管拍動（足背動脈，後脛骨動脈）の触知　　　……ここまで仰臥位

腎臓の背部からの叩打痛（CVA tenderness）の確認

鼠径ヘルニアの有無　　　　　　　　　　　　　　　……座位→立位

神経診察（系統別）

①脳神経の診察

②運動系（筋力その他）の診察

③腱反射，病的反射の診察

④感覚系の診察

⑤協調（小脳系）運動の診察

⑥髄膜刺激症状の診察

⑦起立・歩行の診察，観察

神経診察の順序

脳神経：Ⅰ　　Ⅱ　　Ⅲ, Ⅳ, Ⅵ　　Ⅴ　　Ⅶ　　Ⅷ　　Ⅸ, Ⅹ　　Ⅺ　　Ⅻ

上肢：　筋トーヌス，不随意運動の視診

　　　　筋萎縮の視診（手，必要により肩その他）

　　　　筋力テスト：　三角筋，上腕二頭筋，上腕三頭筋，手掌の背屈，屈曲

　　　　腱反射　　上腕二頭筋反射，上腕三頭筋反射，腕橈骨筋反射

　　　　　　　　　病的反射　ホフマン，トレムナー

　　　　感覚の検査：　触覚，痛覚

　　　　協調運動：　拮抗運動（手回内回外試験），指鼻試験

下肢：　筋力テスト：　腸腰筋，大腿屈筋群，大腿四頭筋，前脛骨筋，下腿三頭筋

　　　　腱反射　　膝蓋腱反射，アキレス腱反射

　　　　　　　　　病的反射　　バビンスキー，チャドック

　　　　感覚の検査：　触覚，痛覚，振動覚，位置覚

　　　　協調運動：　踵膝試験

髄膜刺激症状：　項部硬直，ケルニッヒ徴候

歩行・起立

　　　　歩行の確認　on　turns

　　　　つぎ足歩行

　　　　片足立ち

　　　　ロンベルグ試験　Romberg

　　　　マン試験　Mann's

実際の診察の流れ

脳神経　→　上肢（座位，時に仰臥位）　→　下肢（仰臥位）　→　起立，歩行

・脳神経

・上肢：運動系，反射，病的反射，感覚系，協調（小脳系）運動の診察

・下肢：運動系，反射，病的反射，感覚系，協調（小脳系）運動の診察

・髄膜刺激症状の診察

・起立・歩行の診察，観察

参考文献

1）伴信太郎，ほか．エビデンス身体診察．文光堂；2011.
2）倉本　秋．基礎臨床技能シリーズ⑤身体診察と基本手技．メジカルビュー社；2005.
3）古谷伸之，ほか．診察と手技がみえる 1，メディックメディア；2010.
4）松尾ミヨ子，ほか．ナーシング・グラフィカ　基礎看護学②ヘルスアセスメント．メディカ出版；2014.
5）黒川　清．診察マニュアル―身体所見の取り方．南江堂；1997.
6）福井次矢，井部俊子，監修．ベイツ診察法 2 版．メディカル・サイエンス・インターナショナル；2015.
7）Ford MJ, et al. Introduction to Clinical Examination. Elsevier；2005.
8）鎌倉やよい．実践するヘルスアセスメント．学研；2012.
9）三上れつ，ほか．ヘルスアセスメント 改訂第 2 版．南江堂；2017.
10）山内豊明．山内先生のフィジカルアセスメント．エスエムエス；2014.
11）藤崎　郁．フィジカルアセスメント完全ガイド 第 2 版．学研；2014.
12）工藤翔二，ほか．聴いて見て考える肺の聴診．アトムス；2014.
13）大川　淳，ほか．体表面からわかる人体解剖学．南江堂；2014.
14）医療情報科学研究所．フィジカルアセスメントがみえる．メディックメディア；2015.
15）岡 三喜男．読む肺音視る肺音　病態がわかる肺聴診学．金原出版；2014.
16）Martini FH，ほか．カラー人体解剖学．西村書店；2007.
17）佐藤達夫，ほか．みえる人体　構造・機能・病態，南江堂；2009.
18）福井次矢，ほか．内科診断学，医学書院；2001.
19）Jarvis C. Physical Examination & Health Assessment 6th ed. Elsevier；2012.
20）高階經和．Clinical Bedside Cradiology 第 3 版．JECCS；2017.
21）日野原重明．ポイントで理解する臨床技能ポケットガイド．丸善；2009.
22）Awartz MH．身体診察法―病歴と検査―．西村書店；2013.
23）塩尻俊明．手軽にとれる神経所見．文光堂；2011.
24）田崎義昭，ほか．ベッドサイドの神経の診かた．南山堂；2004.
25）鈴木倫保．脳・神経疾患ベストナーシング．学研；2009.
26）宮崎和子．看護観察のキーポイントシリーズ脳神経外科．中央法規；1997.
27）高岡邦夫．整形外科徒手検査法．メジカルビュー社；2005.
28）医療情報科学研究所．病気がみえる⑦脳・神経．メディックメディア；2011.
29）後藤文男，天野隆弘．臨床のための神経機能解剖学．中外医学社；2007.
30）波多野武人．ケアにつながる脳の見かた．照林社；2016.

索引

■略 歴

荒井孝子（あらい きょうこ）

静岡県立大学看護学部 / 大学院看護学研究科教授（環境看護学）
看護実践教育研究センター長

国立療養所再春荘病院付属看護学校卒業．看護師としての約10年の臨床経験後に一念発起し，大分県立看護科学大学看護学科へ第一期生として進学，2002年卒業．2006年筑波大学大学院博士課程修了，ヒューマン・ケア科学（博士）．大学院終了後，石川県立大学看護学部（講師），静岡県立大学看護学部（講師），国際医療福祉大学大学院修士課程ナースプラクティショナー養成分野（准教授）に勤務．2014年より現職．

ババエフ タメルラン（Babayev Tamerlan）

前 国際医療福祉大学　医学教育統括センター助教

インペリアルカレッジロンドン医学部を2011年に卒業．イギリスで消化器外科の研修を経て，約6年の臨床経験と共に医学教育活動を行う．
2017年に来日し，国際医療福祉大学で助教として勤務．担当科目は医学英語，医療面接・身体診察，医療入門・正常解剖．

天野隆弘（あまの たかひろ）

国際医療福祉大学医学部教授，学事顧問 / 山王メディカルセンター名誉院長
慶應義塾大学医学部客員教授

慶應義塾大学医学部卒，慶應義塾大学内科学教室に入室．慶應義塾大学医学部大学院（内科学系）修了．医学博士．
米国ヒューストンにある，Baylor医科大学神経内科にResearch Associateとして2年3カ月間留学後に帰国．
講師，助教授をへて，医学教育統轄センター長・教授．ドック健診施設の慶應健康相談センター長，理事を兼任．
慶應義塾大学医学部を退官後，国際医療福祉大学グループに就職．山王メディカルセンター院長，国際医療福祉大学・大学院長，副学長を歴任．

しんさつ
診察のためのアプローチ
にほんご えいご   かんじゃ   こえ
―日本語と英語による患者への声かけ―   ⓒ

発　行　2021 年 10 月 25 日　　1 版 1 刷

著　者　　あら い　きょうこ
　　　　荒井孝子
　　　　ババエフ タメルラン
監　修　　あま の　たか ひろ
　　　　天野隆弘

発行者　株式会社　中外医学社
　　　　代表取締役　青　木　　滋

　　　　〒 162-0805　東京都新宿区矢来町 62
　　　　電　　話　03-3268-2701（代）
　　　　振替口座　00190-1-98814 番

印刷・製本/横山印刷（株）　　　　　　　〈MS・HO〉
ISBN978-4-498-17506-8　　　　　　　Printed in Japan

本書の音声視聴方法

1. 本書のシリアルコードは以下のとおりです.

iXmcZfy7pW

2. 次のいずれかの方法で, 中外医学社ホームページ内の「動画閲覧・ファイルダウンロード」ページにアクセスしてください.
   - 中外医学社ホームページ (http://www.chugaiigaku.jp/) にアクセスし, 「動画閲覧・ファイルダウンロード」のバナーをクリックしてアクセス.
   - 「動画閲覧・ファイルダウンロード」ページの URL (http://chugaiigaku.jp/movie_system/video/m_list.html) を直接入力してアクセス.
   - スマートフォンなどで下の QR コードを読み取ってアクセス.

3. 「診察のためのアプローチ ―日本語と英語による患者への声かけ―」の表紙画像左横のラジオボタンを選択してください.

4. シリアルコード欄に上記のシリアルコードを入力し,「＞確定」をクリックしてください.

5. 御聴きになりたい音声番号をクリックし, 再生ボタンをクリックすると音声が再生されます.

6. 本書内にある🔊00 が音声番号に対応しています.

付 録

音声デジタルデータ
アクセスキー